Mit Diät gegen Pilzerkrankungen

Dr. med. Kerstin Keiner/Dr. med. Burkhard Schütz

MIT DIÄT GEGEN PILZERKRANKUNGEN

FALKEN
TaschenBuch

Im FALKEN TaschenBuch sind zahlreiche Titel zum Thema Medizin und Gesundheit erschienen. Bitte fragen Sie in Ihrer Buchhandlung.

Dieses Buch wurde auf chlorfrei gebleichtem
und säurefreiem Papier gedruckt.

Die Deutsche Bibliothek – CIP-Einheitsaufnahme

Keiner, Kerstin:
Mit Diät gegen Pilzerkrankungen / Kerstin Keiner/Burkhard
Schütz. – Niedernhausen/Ts. : FALKEN TaschenBuch, 1996
ISBN 3-635-60261-2
NE: Schütz, Burkhard:

Originalausgabe
ISBN 3 635 60261 2

Umschlaggestaltung: Zembsch' Werkstatt, München
Layout: Kommunikationsdesign dingendorf · posselt, Wiesbaden
Redaktion: Dr. Dietrich Voorgang, Heidenrod/Christiane Rückel
Herstellung: Helmut Dreißigacker
Titelbild: Image Bank, München/David De Lossy
Zeichnungen: Ute Dreyspring, Oberjosbach
Satz: Raasch & Partner GmbH, Neu-Isenburg
Druck: Paderborner Druck Centrum

817 2635 4453 6271

Inhalt

Vorwort

Über keine andere Erkrankung des Magen-Darm-Systems hat man in der letzten Zeit soviel hören, sehen oder lesen können wie über Pilzinfektionen. Keine andere (mögliche) Darmerkrankung hat aber auch so vielen Menschen unnötige Ängste und vielleicht sogar schlaflose Nächte bereitet – häufig nicht durch die Symptome eines wirklichen Pilzbefalls, sondern vielmehr durch die Furcht davor!
Wir möchten Ihnen mit diesem Buch helfen, übertriebene Ängste vor diesen winzigen Erregern abzubauen – durch fundierte und leichtverständliche Informationen. Pilze sind überall zu finden, und praktisch niemand kann ihnen entgehen. Dennoch sind sie normalerweise *keine* Bedrohung für uns, Pilze gehören als Lebewesen ganz einfach zu unserer Umgebung dazu wie Tiere oder Pflanzen. Sie nehmen darüber hinaus einen wichtigen Platz im Ökosystem ein. Manchmal können diese „Mitbewohner" uns aber auch krank machen, eine ganze Palette an Beschwerden hervorrufen. Die wichtigsten Symptome werden in diesem Buch vorgestellt. Sie erhalten konkrete Tips und Hilfen, um mit einer solchen Erkrankung besser fertig zu werden – mit Ihrem Arzt.

Neben Informationen über Diagnose und Therapie haben wir ein Kapitel der „vollwertigen Diät gegen Pilze" gewidmet, die je nach Sachlage durchaus eine medizinische Behandlung unterstützen kann.
Pilzerkrankungen kann man wirkungsvoll behandeln, aber nur dann, wenn die richtige Diagnose feststeht und Arzt und Patient eng zusammenarbeiten.

Dr. Kerstin Keiner
Dr. Burkhard Schütz

Wenn Sie Fragen zum Thema haben oder weitergehende Informationen benötigen, können Sie sich gerne wenden an:

Institut für Mikroökologie
Kornmarkt 34
35727 Herborn

Pilze – was sie sind

Pilze wurden wahrscheinlich schon von den alten Ägyptern als Grabwächter eingesetzt, sie sind unentbehrlich für ganze Wirtschaftszweige und unser Ökosystem, aber auch Grundlage der lebensrettenden Antibiotika. Pilze sind winzige Lebewesen, die jeder in irgendeiner Form kennt, die viele als Champignon oder im Schimmelkäse mögen und die bei den Biologen eine eigene Rubrik einnehmen.
Doch was sind diese kleinen Mitbewohner eigentlich? Tiere oder Pflanzen, Bakterien oder Viren? Nichts von alledem, und doch von allem ein bißchen. Pilze haben sich im Laufe der Evolution einen ganz eigenen Platz, eine ganz eigene Lebensform erobert.
Größtenteils bestehen sie aus einem unsichtbaren Geflecht aus Millionen kleinster Fasern, die z.B. unterirdisch wachsen und sich an der Oberfläche nicht blicken lassen. Dieses sogenannte *Myzel* kann unglaubliche Ausmaße annehmen. Das bisher größte entdeckte Exemplar ist ein Vertreter der Art *Armillaria ostoyae* aus den Wäldern des US-Bundesstaates Washington. Sein Fasernetz erstreckt sich auf über 600 Hektar Fläche (Guinness-Buch der Rekorde 96, Berlin 1996, Seite 64–65).

Pilze sind regelrechte „Allrounder". Sie tauchen fast überall auf und passen sich hervorragend an viele unterschiedliche Lebensbedingungen an: unterirdisch, in unserem Körper oder als Schimmel an der Wand.
Der Stoffwechsel der Pilze weist eine Besonderheit auf: Anders als Pflanzen, auch wenn Pilze offiziell als solche bezeichnet werden, besitzen sie kein Chlorophyll, können also nicht mit Hilfe der Photosynthese aus Kohlendioxyd, Wasser und Sonnenlicht chemische Energie erzeugen. Selbst wenn Pilze an lichtdurchfluteten Orten auftreten, sind sie nicht in der Lage, diese Solarenergiequelle anzuzapfen. Aber die Pilze haben einen Ausweg aus dieser „biologischen Sackgasse" gefunden und gleichzeitig ein großes Terrain erobert, das den Pflanzen nicht zugänglich ist: die Dunkelheit. Pilze wurden, wie einige andere Lebewesen auch, zur „Müllabfuhr" unseres Ökosystems, zu einer Art „Recyclingspezialisten" mit optimalem Wirkungsgrad. Sie arbeiten besser und effektiver, als wir Menschen es je können werden, und Jahrmillionen bevor wir diese Branche „erfunden" bzw. „nachempfunden" haben. Das Prinzip ist einfach, aber genial. Pilze besiedeln in der Natur vor

allem solche Orte, an denen sich abgestorbene Pflanzenreste befinden oder auch Tierkadaver. Sie nutzen das tote Material, um daraus, über mehrere Zwischenschritte, Energie zu gewinnen. Als „Abfallprodukte“ entstehen vor allem Wasser, Kohlendioxyd, manchmal aber auch andere Stoffe, z.B. Alkohol, wie bei den Wein- oder Bierhefen. Die Pilze stellen damit ein wichtiges Bindeglied dar. Sie führen die für andere Organismen lebensnotwendigen Grundstoffe zurück in den Kreislauf und sorgen dafür, daß nichts verlorengeht.

Einige dieser Lebewesen haben eine Art „Überlebensstrategie“ für schlechte Zeiten und ihre Fortpflanzung entwickelt – und genau das macht sie unter anderem so widerstandsfähig. Sobald die Nahrung knapp wird, trennen sich die Pilze von einem Großteil ihrer Zellmasse, sie „nehmen ab“, verlieren Wasser. Das Endprodukt ist eine sogenannte *Spore*, die Jahrzehnte, wahrscheinlich sogar Jahrtausende überstehen kann, bis sie vom Wind oder von Tieren an einen anderen Ort transportiert wird, dort neue Nahrung findet und wieder auskeimt. Der Pilz entwickelt in diesem Stadium ungeahnte Widerstandskräfte, beispielsweise gegen Hitze, und kann auch ungünstige Lebensbedingungen mühelos für eine lange Zeit überstehen, bevor er wieder in eine aktive Form übergeht.

Wahrscheinlich erahnten bereits die Baumeister der ägyptischen Pyramiden diese Eigenschaften der Pilze und haben sie deshalb als biologische, hochaggressive Grabwächter eingesetzt. Die ersten (bekannten) Opfer dieses „Fluchs der Pharaonen“ in der Neuzeit wurden wahrscheinlich die Entdecker des Tutanchamun-Grabes, Lord Carnavon und einige seiner Teamkollegen, im Jahr 1922. Beim Öffnen der Grabkammer, dem Eindringen von Frischluft und dem Heraustragen verschiedener Gegenstände haben die Forscher wahrscheinlich Unmengen solcher Sporen eingeatmet. Die Lungen wurden zur idealen Brutstätte für die jahrtausendealten Pilze. Binnen weniger Tage und Wochen starben insgesamt 27 Menschen, alle waren in der Grabkammer gewesen.

Es fragt sich, wie die Pilzsporen in die Pyramide kamen, ob sie einfach ohnehin dort waren oder bewußt als Schutz vor ungebetenen Gästen installiert wurden. Einiges deutet darauf hin, daß die Erbauer der Pyramiden die Pilze in speziellen

Gefäßen angezüchtet haben. Sollte das zutreffen, wären diese Lebewesen damit die erste biologische Waffe in der Geschichte der Menschheit gewesen!
Pilze sind für uns Menschen also beides: meistens unentbehrliche Gehilfen im Ökosystem, beim Herstellen von Wein, Bier oder Käse, manchmal aber auch Gegner der Gesundheit.
Insgesamt existieren über 100 000 verschiedene Pilzarten, die dem Menschen normalerweise nicht gefährlich werden oder schaden. Allerdings können mehr als 100 davon im oder auf dem menschlichen Körper überleben. Es sind vor allem drei Pilz-Gruppen, die dem Menschen schaden können.

Hefen (Sproßpilze)

Hefen kennt jeder aus der Küche, weder Bäcker noch Bierbrauer kommen ohne sie aus. Dennoch finden sich unter ihnen eine ganze Reihe von Übeltätern, die sich unter bestimmten Voraussetzungen in unserem Körper vermehren können. Erkrankungen, die von solchen Pilzen hervorgerufen werden, nennt der Arzt *Hefemykosen*.

Medizinisch am bedeutsamsten unter den Hefen ist die Gattung *Candida*. Von den ca. 200 bekannten Candida-Arten kommen etwa 30 Arten als Krankheitserreger in Betracht. An erster Stelle steht die *Candida albicans*, die „weiße Hefe". Sie kann fast überall in unserem Körper Schaden anrichten: auf Haut, Haaren, Nägeln und Schleimhäuten, an inneren Organen – sie ist „grenzenlos" aktiv. Der „Mundsoor" geht ebenso auf ihr Konto wie beispielsweise immer wiederkehrende Pilzinfektionen der Scheide oder Verdauungsbeschwerden in Form von Blähungen, Verstopfung und Durchfall durch Candida-Besiedelung des Darms.
Besonders gut gedeihen Hefen, wenn sie optimale Nahrungsbedingungen vorfinden. Vor allem Zucker ist bei den Hefearten (Candida) besonders beliebt. Zucker läßt sich nämlich besonders leicht zu Energie verarbeiten und ist damit das beste Nährmedium für Hefen überhaupt. Hefen lassen sich deshalb besonders gern an solchen Stellen nieder, an denen es besonders viel Zucker gibt.
Ein Befall durch Candida-Arten läßt sich (relativ) gut medikamentös behandeln. Eine extreme bis tödliche

Bedrohung stellen diese Erreger aber für solche Patienten dar, die von vornherein unter einer Immunschwäche leiden. Bei diesen Hochrisikopatienten mit Erkrankungen wie AIDS oder Leukämie, aber auch nach ausgedehnten Operationen gehören sie zu den gefürchteten Infektionsauslösern. Sie können schwerste Entzündungen des gesamten Körpers hervorrufen.

Dermatophyten (Hautpilze)

Auch Dermatophyten können Erkrankungen auslösen. Sie unterscheiden sich von den Hefen in einem entscheidenden Punkt: Sie nisten sich vor allem oberflächlich auf unserer Haut, den Haaren oder auch den Nägeln ein und befallen normalerweise keine inneren Organe oder den Darm. Sie können zahlreiche unterschiedliche Symptome hervorrufen. Oberflächliche rote Ringe auf der Haut kommen ebenso vor wie ein „ansteckender Haarausfall“ bei Kindern. Durch Dermatophyten ausgelöste Krankheiten werden vor allem vom Hautarzt behandelt.

Schimmelpilze

Bei Schimmelpilzen denkt man wahrscheinlich auf Anhieb an den „schwarzen Schimmel“ an der Wand oder auch an den „Schimmelkäse“ aus dem Kühlregal. Doch mit den Schimmelpilz-Arten ist nicht zu spaßen, denn vor allem sie sind es, die durch ihre intensive und aggressive Sporenbildung auch Notzeiten jahrelang unbeschadet überstehen können und sogar vor einer Einnistung in der menschlichen Lunge, wie bei den Entdeckern des Tutanchamun-Grabes, nicht haltmachen.
Für die Mediziner stellen diese Lungenerkrankungen auch heute noch ein ernstes Problem dar. Denn Schimmelpilze können Symptome hervorrufen, die an ganz andere Erkrankungen, wie Asthma bronchiale oder auch Tuberkulose, erinnern. Die Pilze lassen sogar manchmal ganze Regionen der Lunge absterben, vor allem bei solchen Patienten, die ohnehin unter einer Immunschwäche leiden. Meistens aber pflanzen sich die Schimmelpilze auf eine bereits vorhandene Lungenerkrankung einfach auf, verschlimmern so massiv z.B. eine bakterielle Lungenentzündung oder auch eine Tuberkulose.

Pilze – wann sie uns schaden

Eines gleich vorweg: Pilze gehören nicht nur in der Natur an fast jedem Ort zu unserem Leben dazu, sie lassen sich auch in unserem Körper finden. Man muß nur genau genug nach ihnen suchen! Meistens entdeckt man sie dann in relativ kleinen Mengen, und häufig hat der „Wirt“, also der Mensch, gar nichts von ihrer Existenz bemerkt – und das ist auch gut so!
Pilze schaden uns also nicht unbedingt, selbst dann nicht, wenn wir aus irgendwelchen Gründen mit besonders aggressiven Vertretern ihrer Art in Kontakt gekommen sind. Unser Körper hat nämlich eine Reihe von Schutzmechanismen eingebaut, die Schritt für Schritt in Kraft gesetzt werden.
Zu Beginn startet unser Organismus eine Art „Stellungskrieg“ auf nahezu allen Körperoberflächen, die einem solchen Angriff durch Pilze, aber auch andere Störenfriede, wie krankmachende Bakterien oder Viren, ausgesetzt sind. Auf unserer Haut und unseren Schleimhäuten befinden sich Bakterien, mit denen sich unser Organismus arrangiert hat, die ihm also (normalerweise) nicht schaden. Sobald sich nun schädliche, der Mediziner nennt sie „pathogene“, Krankheitserreger nähern, beginnt ein Kampf. Es gewinnt, wer seinen Platz verteidigen bzw. einen neuen erobern kann.
Jede strategisch wichtige Position in unserem Körper ist mit einer sogenannten „Standortflora“ überzogen und damit auch geschützt. Auf der Haut sind es Keime wie der *Staphylococcus epidermis* oder *Micrococcus luteus*, in unserem Darm sind es sogar über 400 (meistens nützliche) Bakterienarten, beispielsweise *Bacteroides* oder auch *Laktobazillus*. Verständlich, daß es Pilze schwer haben, in einer solchen unwirtlichen Umgebung heimisch zu werden. Und selbst wenn sich der eine oder andere Pilz einmal dorthin „verirrt“ hat, so vertreiben ihn seine Mitbewohner ziemlich schnell von dieser Stelle.
Dieses System ist aber leider störanfällig und reagiert besonders auf einen Verlust oder eine Dezimierung der natürlichen Flora sehr empfindlich. Diesen Umstand haben sich einige Pilzarten zunutze gemacht. Sie haben ein spezielles, tödliches Gift entwickelt, das ungeliebte Bakterien einfach zerstört – aus nächster Nähe und blitzschnell. Der Weg ist damit frei für eine optimale Vermehrung ohne die bakteriellen Gegner.

Als erster entdeckte Louis Pasteur 1877, daß es Substanzen gibt, die das Bakterienwachstum massiv hemmen können. Sir Alexander Fleming fand im Jahre 1928 heraus, daß es ein Schimmelpilz war, der den Bakterien mit Hilfe eines eigenen Giftstoffes zu Leibe rückte. Fleming konnte den Pilz isolieren und ordnete ihn in die Gattung *Penicillium* ein, Thom identifizierte ihn 1945 als *Penicillium notatum*. Das Penicillin und damit die Antibiotika waren entdeckt!
Ein „Pilzgift gegen Bakterien" in der Hand der Ärzte im Kampf gegen Erkrankungen wie Lungenentzündung, Wundinfektionen oder auch Geißeln der Menschheit, wie beispielsweise die Pest, war zusammen mit den wachsenden Kenntnissen über Hygiene die Grundlage für einen der wichtigsten Fortschritte der Medizin. Die Heilung vieler Infektionskrankheiten war damit möglich. Aber der Einsatz solcher „Pilzgifte" bringt einen massiven Aufschwung für die Pilze selbst mit sich. Sie selbst sind nämlich gegen diese Gifte immun, ihnen machen Antibiotika, ganz im Gegensatz zur bakteriellen Standortflora um sie herum, nichts aus. Auch heute noch „erkauft" man sich den Sieg über krankmachende, manchmal sogar tödliche Bakterien also mit einem erhöhten Risiko für anschließende Pilzinfektionen! Antibiotika sind also, obwohl in vielen Fällen unentbehrlich in der Therapie, ein Risikofaktor, an Pilzinfektionen zu erkranken, die unseren Körper dann wirklich aus dem Gleichgewicht bringen können. Deshalb ist es wichtig, den Einsatz von Antibiotika auf solche Infektionen zu beschränken, die mit ernsthaften Risiken oder Komplikationen für den Patienten verbunden sind.
Neben der Antibiotikaeinnahme existieren noch weitere Risikofaktoren, die Erkrankungen durch Pilze begünstigen: Wer wenig schläft, sich permanent falsch ernährt, raucht und zudem noch jede Menge Streß im Beruf hat, bekommt nicht nur leichter einen Schnupfen, sondern auch leichter Pilzerkrankungen.
Daneben gibt es auch „Streßsituationen" ganz anderer Art, die sich unserer direkten Kontrolle entziehen, unsere Körperabwehr aber trotzdem herabsetzen. Dazu zählen Erkrankungen, die unser Immunsystem extrem beanspruchen, wie beispielsweise bösartige Prozesse in unserem Körper (Krebs) oder versteckte Entzündungen. Andere Erkrankungen, wie etwa AIDS oder

bestimmte Formen der Leukämie, greifen das Immunsystem direkt an. Auch Operationen können es schwächen.
Folgende Risikofaktoren begünstigen eine Pilzinfektion:

- bösartige Erkrankungen (Krebs),
- angeborene oder entstandene Probleme des Immunsystems (zu wenige weiße Blutkörperchen, hochdosierte und langandauernde Behandlungen mit Cortison oder Antibiotika, Chemotherapie bei Krebs, Bestrahlungen, Infektionskrankheiten wie etwa AIDS, Zuckerkrankheit),
- Magen-Darm-Erkrankungen, die mit einer Unterversorgung an Vitaminen einhergehen,
- künstliche Ernährung (über die Venen als Infusionen),
- Katheter in den Venen oder den Arterien, die dort für längere Zeit bleiben müssen,
- lange dauernde, komplizierte operative Eingriffe,
- Drogenabhängigkeit (Heroin, andere Drogen, die gespritzt werden),
- besondere Lebensabschnitte (bei Früh- und Neugeborenen, Schwangerschaft, Alter).

Die meisten Pilzerkrankungen finden sich bei Angehörigen dieser Risikogruppen. Menschen mit einem intakten und ausgewogenen Immunsystem und einer optimalen Standortflora erkranken hingegen deutlich seltener.
Die eigene, bewußte Lebensführung kann teilweise helfen, Pilzinfektionen vorzubeugen. Durch folgende Verhaltensweisen kann das Immunsystem gestärkt werden (siehe auch Seite 78 f.):

- ausgewogene, vollwertige Ernährung,
- regelmäßiger Ausdauersport,
- konsequente Ruhephasen,
- optimale Verarbeitung von Streß,
- Alkohol in Maßen,
- Rauchen aufgeben,
- für „Abhärtung“ sorgen,
- optimales Raumklima herstellen.

Diese Verhaltensweisen sind zumindest teilweise auch hilfreich, wenn das Immunsystem durch chronische Erkrankungen wie beispielsweise Diabetes geschwächt ist. In jedem Fall aber können sie helfen, die Abwehrlinien unseres Körpers aufzubauen und Pilzen weniger Chancen einzuräumen.

Pilze – wie sie sich einnisten

Leider ist auch eine intakte Standortflora kein absoluter Schutz vor einer Infektion durch Pilze oder andere Erreger – sei es nun „auf" oder „in" unserem Organismus. Die beste Abwehr auf unseren Körperoberflächen hilft nämlich nichts, wenn nicht auch das restliche Immunsystem optimal arbeitet. Insbesondere im Darm kommt es vor allem für Hefe-Arten darauf an, möglichst schnell Halt zu finden, sich also in der Schleimhaut zu verankern. Genau diese Fähigkeit entscheidet darüber, ob eine bestimmte Candida-Art uns schaden kann oder nicht. Einfache Bäckerhefe beispielsweise besitzt diese Haftfunktionen nicht. Sie wird ohne Probleme einfach wieder ausgeschieden, unserem Körper droht hier keine Gefahr.

Andere Hefen haben einen cleveren Ausweg aus dieser Misere gefunden. Sie können bohrkopfartig regelrechte Stützpfeiler in die Tiefe ihres Wirtes treiben oder sich im Gewebe mit ihrem Myzel über große Flächen hinweg ausbreiten. Beides bietet Halt, beides garantiert ein Überleben. Hat sich der Pilz festgesetzt, versucht er, das Immunsystem auszuschalten, und zwar mit zwei unterschiedlichen Methoden. Um sich gegen solche Eindringlinge zu wehren, überzieht der Körper seine Außenoberflächen, vor allem die Schleimhäute, mit einer regelrechten Schutzschicht aus Eiweißmolekülen, den sogenannten *Immunglobulinen*, die von speziellen Zellen der weißen Blutkörperchen produziert werden. Sobald ein Erreger geortet ist, der nicht durch die Standortflora vom Andocken abgehalten werden konnte, heften sich diese Immunglobuline an und markieren damit den Störenfried als „feindlich".

Die Freßzellen oder auch *Makrophagen* fressen alle feindlichen Zellen einfach weg, vorausgesetzt, sie tragen eine entsprechende Immunglobulin-Markierung. Anderenfalls lassen sie die krankmachenden Eindringlinge meistens links liegen. Einige Hefen können sich dieser Abwehrmarkierung entziehen – so zumindest wird vermutet –, indem sie die herannahenden Immunglobuline einfach zerstören. Die Immunkette ist damit unterbrochen, die Freßzellen registrieren diese Pilze nicht und lassen sie ungehindert ihr Unwesen treiben. Der Körper hat damit eine Schlacht verloren. Dieser militärische Vergleich ist durchaus gerechtfertigt, denn tatsächlich tobt

ein Zellkampf in uns allen. Ständig werden dort Schlachten ausgefochten – ums (Über-)Leben oder den Tod einzelner Zellen. Alles Fremde wird eliminiert, selbst geschwächte oder beschädigte körpereigene Zellen werden so schnell wie möglich durch neues Gewebe ersetzt.
Der zweite Trick, den man entdeckt hat: Einige Candida-Vertreter ziehen sich eine Art „Tarnkappe" über, die sie für das Immunsystem unsichtbar macht. Aufgrund ihrer Anpassungsfähigkeit sind sie dazu in der Lage. Unser Organismus erkennt fremde Zellen, also Bakterien, Viren oder auch Pilze an ihrer Oberflächenstruktur. Die Hefepilze gleichen an den Stellen, die normalerweise als Erkennungsschlüssel benutzt werden, aber gerade körpereigenen Zellen und werden deshalb nicht erkannt.
Zumindest unser Magen-Darm-Trakt ist durch eine zusätzliche Barriere geschützt, die ihn normalerweise für viele Eindringlinge unerreichbar macht: den Säureschutz in unserem Magen. Zum einen können durch eine extrem saure Umgebung bestimmte nahrungsaufspaltende Enzyme überhaupt erst arbeiten. Zum anderen können hier auch viele pathogene, also krankmachende, Erreger durch die äußerst aggressiven Salzsäuremoleküle abgetötet werden.
Anders die meisten Hefen. Sie überstehen dieses Säurebad und gelangen, wenn auch leicht dezimiert, immer noch in „ausreichender Stückzahl" in unseren Darm und beginnen auch hier ihren Überlebenskampf.
In der letzten Zeit ist vor allem die Theorie diskutiert worden, die Hefen siedelten sich so gerne in unserem Darm wegen des Zuckers an, der im Nahrungsbrei durch den Darm gedrückt wird. Zucker ist dort in der Tat reichlich vorhanden. Es bleibt allerdings die Frage, ob Hefen in der Lage sind, dieses Reservoir wirklich für ihre eigene Energiegewinnung nutzbar zu machen, oder ob sie sich auf anderem Wege dort ernähren.
Für die „Zuckertheorie" spricht, daß die körpereigenen Enzyme im Darm gute Arbeit leisten und aus langen, schweraufspaltbaren Kohlehydraten leichtverdauliche Bruchstücke herstellen, die höchstwahrscheinlich eine leichte Beute für die zuckerhungrigen Hefen sind. Aber auch für den Fall, daß die Nahrung einmal knapp wird, sind die Hefen allem Anschein nach bestens gerüstet. Es wird sogar darüber spekuliert, daß

sich Hefen in die Schleimhaut eingraben, daß sie kleine Blutgefäße in tieferen Regionen der Darmwand erreichen, um so eine Verbindung zum Blutkreislauf ihres Wirtes herzustellen. Auf diese Weise sind die Hefen in der Lage, auch längere Zeiten einer zuckerarmen Kost des Wirtes unbeschadet zu überstehen. Doch auch dieser Trick ist angeblich noch lange nicht die letzte Raffinesse der kleinen Eindringlinge. Nach bestimmten Vermutungen haben sich einige Hefen so weiterentwickelt, daß sie in der Lage sind, den Hunger ihres Wirtes und damit ihr eigenes Nahrungsangebot gezielt zu steuern. Immer dann, wenn sich nicht genügend Zucker im Darm finden läßt, geben die Pilze einen speziellen Botenstoff ab, der dem menschlichen Insulin angeblich sehr ähnlich ist. Als Folge nimmt der Zuckergehalt im Blut kurzzeitig noch weiter ab, wir fühlen uns unwohl und bekommen Heißhunger auf Süßes oder solche Nahrungsmittel, die wir schnell in Zuckerbestandteile zerlegen können. Eine Art „Tischleindeckdich" für die Schmarotzer in uns!
Eine weitere Theorie, die zur Erklärung für Fernwirkungen unabhängig von den eigentlichen Hefenherden herangezogen wurde, wird durch jüngere Forschungsergebnisse bestätigt. Demnach sind Hefen in der Lage, Giftstoffe, sogenannte *Mykotoxine*, abzusondern, die dem Wirt schaden und ihn stark belasten.

Pilze – was sie anrichten

Zwar werden die Pilze und die durch sie ausgelösten Krankheiten in der Medizin seit langer Zeit intensiv erforscht, aber nach wie vor ist heftig umstritten, ob diese Erreger bei einzelnen Organen wirklich Schaden anrichten oder nicht. Die Meinungen der Experten gehen, zumindest was eine Infektion des Darmes angeht, weit auseinander. Von „katastrophalen" bis „gar keine" Auswirkungen reicht das Meinungsspektrum. Was stimmt denn nun? Diese Frage beschäftigt viele Patienten, vor allem solche mit Beschwerden.
Die Verunsicherung ist groß!
Damit Sie möglichst objektiv und umfassend informiert werden und sich selbst ein Bild machen können, werden auf den nächsten Seiten – unterteilt nach den einzelnen Organen – die möglichen Symptome von Pilzinfektionen beschrieben. Die unterschiedlichen Standpunkte der Experten werden jeweils aufgezeigt.

Verdauungstrakt

Grundsätzlich können sich Pilze in (fast) allen Abschnitten des Verdauungstraktes ansiedeln. Sie finden hier gute Lebensbedingungen.

Mund und Rachen

„Ich habe ständig einen trockenen Mund. Außerdem brennt es und ich habe einen weißen Zungenbelag."
– So oder ähnlich klingen die typischen Beschwerden, über die Patienten klagen, die unter einer Hefepilzinfektion des Mund- und Rachenraumes leiden.
Dieser *Soor* (vor allem durch Candida-Arten) kann bereits sehr früh auftreten und stellt für Kinderärzte ein häufiges Problem in der Praxis dar. Die Symptome sehen bei Kindern wie Erwachsenen ähnlich aus. Brennen, Rötungen der Mundschleimhaut und Schmerzen treten fast immer auf. Zusätzlich finden sich weißlich-graue Flecken, die einen durchgehenden Belag bilden können.
Auch im Rachen können sich Pilze breitmachen. Ihr Ziel sind vor allem die Mandeln. Bei chronischer Mandelentzündung lassen sich in rund 30 % der Fälle Pilze dort nachweisen.

Folgende Symptome treten auf:
- Rötungen,
- häufiges Brennen,
- trockener Mund,
- punktförmige, weißliche Flecken,
- Belag im Mund/Rachen.

Doch wer kann eine solche Soor-Erkrankung bekommen? Begünstigt wird sie durch eine Reduzierung der körpereigenen Abwehrkräfte (zu allgemeinen Risikofaktoren siehe Seite 13). Im Mund- und Rachenraum aber kommen noch weitere begünstigende Umstände hinzu.
Dazu zählt eine Behandlung mit cortisonhaltigen Inhalationssprays, die vor allem Asthmatiker zur Bekämpfung von Atemnotanfällen benutzen. Zwar schwächt das Cortison, als Spray gegeben, *nicht* die Gesamtabwehrkräfte unseres Körpers und hat auch keine Nebenwirkungen. Zwar ist umstritten, ob die lokale Anwendung von Cortison als Spray die Gesamtabwehr des Körpers schwächt, sicher ist aber, daß es „vor Ort", also im Mund- und Rachenraum, das Immunsystem beeinträchtigt. Die Folge: Pilze können sich dort ansiedeln – dank der „Schützenhilfe" aus dem Inhalationsspray.
Putzen Sie sich nach jedem Sprühstoß gründlich die Zähne, und/oder gurgeln Sie mit einem reinigenden Mundwasser, um das Cortison möglichst aus dem Mund- und Rachenbereich auszuschwemmen. Die Wirkung des Sprays wird dadurch nicht beeinträchtigt. Aus Angst vor einer möglichen Pilzinfektion sollten Sie das Spray auf gar keinen Fall absetzen.
Pilze können wahrscheinlich die Mundhöhle als Basisstandort benutzen, um sich von dort aus in andere Abschnitte des Verdauungstraktes hin auszubreiten, selbst wenn sie im Mund oder Rachen zu diesem Zeitpunkt gar keine Beschwerden verursachen. Eine Voraussetzung scheint aber eine Abwehrschwäche des Organismus zu sein. Nur dann finden Pilze in der Regel an anderen Stellen des Körpers Halt – sei es nun auf beispielsweise durch ein Geschwür vorgeschädigten Oberflächen oder bei einem Immunproblem, das den gesamten Organismus in Mitleidenschaft zieht.
Nicht jeder Nachweis von Pilzen im Mund stellt bei gesunden und abwehrstarken Personen einen „krankhaften Befund" dar. Dennoch sollte man bei entsprechenden Beschwerden oder immer wiederkehrenden Infektionen durch Pilze außerhalb des Mundes nach möglichen Streuherden fahnden.
Bei Patienten mit Immunproblemen gilt dagegen: Pilze haben im Mund- und Rachenraum nichts zu suchen und sollten entsprechend behandelt werden, bevor sie wirklichen Scha-

den an anderen Stellen anrichten können.
Folgende Risikofaktoren begünstigen die Entstehung von Pilzinfektionen im Mund- und Rachenraum:

- cortisonhaltige Asthmasprays,
- Antibiotika,
- Zuckerkrankheit (Diabetes),
- kariöse Zähne, Prothesendruckstellen,
- allgemeine Abwehrschwäche (bei/nach Krankheiten, Gabe bestimmter Medikamente, schweren Operationen),
- unreifes Immunsystem bei Neugeborenen, Frühgeborenen und jungen Säuglingen. Reduzierte Abwehrleistungen bei alten Menschen.

Pilzinfektionen von Mund- und Rachenraum beschäftigen seit Jahren Kinderärzte, Zahnärzte, Internisten und Hals-Nasen-Ohren-Ärzte. Unterschiedliche Auffassungen bestehen darüber, wann ein Nachweis von Pilzen im Mund oder Rachen, die keine Beschwerden verursachen, zu einer Behandlung führen sollte und wann nicht.

Speiseröhre

Die Speiseröhre ist das Verbindungsglied zwischen Mund bzw. Rachen und Magen. Auch sie kann infiziert werden. Pilze sind hier vor allem dann erfolgreich, wenn die empfindliche Schleimhaut der Speiseröhre bereits vorgeschädigt ist. Eine solche Schädigung ist gar nicht so selten. Etwa 20 % der Deutschen leiden beispielsweise mehr oder minder regelmäßig unter Sodbrennen. Treten diese Beschwerden häufiger auf, kommt es zu einer *Refluxkrankheit* der Speiseröhre. Die aggressive Magensäure läuft zurück in die Speiseröhre und ruft hier Verätzungen und damit Verletzungen hervor. Die Schleimhaut ist geschädigt, die Abwehrkräfte an dieser Stelle geschwächt und damit eine Besiedlung durch Hefen leichter möglich. Wenn solche Beschwerden regelmäßig, also mehrfach pro Woche oder kontinuierlich über 14 Tage hinweg, auftreten, sollte man sich unbedingt behandeln lassen. Denn Sodbrennen ist keine Bagatelle!
Als Folge können nicht nur Hefepilzinfektionen auftreten, sondern schwerste Schäden an der Speiseröhre bis hin zum Speiseröhrenkrebs. Häufiges oder gar ständiges

Sodbrennen muß also aus mehreren Gründen unbedingt behandelt werden.
Ein weiterer Risikofaktor sind sogenannte *Divertikel*, also Aussackungen der Speiseröhre, die an ganz unterschiedlichen Stellen entstehen und eine beträchtliche Größe erreichen können. In ihrem Inneren haben Hefen ein leichteres Spiel. Sie siedeln sich an und sind sogar trotz intensiver Therapie oft nur schwer wieder zu vertreiben.
Folgende Risikofaktoren begünstigen die Entstehung von Pilzinfektionen der Speiseröhre:

- Refluxkrankheit (Sodbrennen) der Speiseröhre (Symptome: Sodbrennen, vor allem im Liegen, nachts, saures Aufstoßen, Schmerzen hinter dem Brustbein, Heiserkeit, Husten),
- Divertikel der Speiseröhre (Symptome: Halsschmerzen nach dem Essen, eventuell Schluckstörungen, lange Phasen ohne Beschwerden möglich).

Die Patienten bemerken eine Pilzinfektion der Speiseröhre häufig lange nicht. Sie kommt schleichend, kann sich dann aber wie aus heiterem Himmel mit schmerzhaften Schluckstörungen äußern. Im weiteren Verlauf nimmt die Beweglichkeit der Speiseröhre ab, die Wand wird starr und steif wie ein Rohr. Zum Glück treten diese Komplikationen sehr selten auf, genauso wie ausgedehnte und massive Blutungen in der Speiseröhre, die vereinzelt bei Patienten mit schweren Stoffwechselstörungen beobachtet wurden.
Folgende Symptome sind typisch für eine Pilzinfektion der Speiseröhre:

- schmerzhaftes Schlucken,
- Druckgefühl hinter dem Brustbein,
- schleichender Beginn,
- selten: Abnahme der Beweglichkeit bis zur Wandstarre, Geschwürbildungen,
- sehr selten: Blutungen aus angegriffenen Blutgefäßen.

Pilzinfektionen der Speiseröhre, vor allem durch Candida-Arten, sind medizinisch unumstritten und werden seit Jahren nach klaren Richtlinien behandelt.

Magen und Zwölffingerdarm

Pilzinfektionen des Magens und des Zwölffingerdarms spielen nur eine untergeordnete Rolle. Bei malignen, also bösartigen, Veränderungen der

Magenschleimhaut werden in 20–40 % der Fälle Pilze auf dem Grund derartiger Geschwüre nachgewiesen. Gleiches gilt auch für Patienten mit gutartigen Magengeschwüren. Vermutlich wird eine Pilzinfektion durch die Schwächung des Immunsystems an dieser Stelle begünstigt. Der Körper besitzt nicht genügend Widerstandskräfte, um sich gegen die Eindringlinge zu wehren.
Daß Pilze Magenkrebs auslösen, ist reine Spekulation und bisher in keiner Weise belegt! Viel häufiger als eine Pilzinfektion ist eine Infektion mit dem Bakterium *Helicobacter pylori*. Weltweit sind etwa 40 % der Menschen infiziert, aber nur einige davon bilden ein Magengeschwür oder – Jahrzehnte später – eventuell eine Magenkrebserkrankung aus.
Neben Magenkrebs und -geschwüren sind allerdings noch andere Faktoren bekannt, die die Entstehung einer Candidose begünstigen. Dazu gehören:

- Entleerungsstörungen des Magens,
- Säuremangel durch säurehemmende Medikamente,
- Magenschleimhautentzündung,
- Geschwüre von Magen oder Zwölffingerdarm.

Typische, auf eine Hefepilzinfektion von Magen oder Zwölffingerdarm hinweisende Symptome sind nicht bekannt. Die Beschwerden, die in diesem Zusammenhang auftreten können, sind eher uncharakteristisch:

- Oberbauchschmerz,
- Brechreiz, Erbrechen,
- Fieber.

Dünn- und Dickdarm

Am häufigsten wird unter den Experten eine mögliche Pilzinfektion des Darms diskutiert. Einige sehen im Darm die Heimat für Sproßpilze und einen Streuherd von Infektionen in den ganzen Körper hinein, andere halten ihn in bezug auf Pilzinfektionen für einen „Ort der Ruhe und des Friedens".
Eine abschließende, allgemein akzeptierte Meinung kristallisiert sich derzeit noch nicht heraus. In der Tendenz scheinen aber Pilzinfektionen durch Hefen auch im Sinne einer übermäßigen Candida-Besiedelung des Darms berücksichtigt zu werden, die je nach Ausmaß des Hefenbefalls und der Beschwerden des Patienten als behandlungsbedürftig gelten.

In der Diskussion um die Bedeutung krankmachender Hefen im Darm ist es unerläßlich, zwischen einer (sehr seltenen) echten Darmmykose, die mit schweren wäßrigen bis blutigen Durchfällen einhergeht, und der übermäßigen Candida-Besiedelung mit diffusen Beschwerden und Befindlichkeitsstörungen zu unterscheiden.
Während die schwere Schleimhautmykose des Darms mit hohen Keimzahlen an krankmachenden Candida-Arten einhergeht und ausschließlich Patienten betrifft, deren Abwehrsystem durch die genannten Risikofaktoren schwer geschwächt ist, wird die übermäßige Vermehrung von Candida im Darm, die sogenannte *unphysiologische intestinale Candida-Besiedelung*, gerade in der jüngeren Zeit immer häufiger diagnostiziert. Da die Beschwerden, die durch dieses Krankheitsbild hervorgerufen werden, sehr vielfältig und keineswegs typisch für einen Candida-Befall des Darms sind, ist die Stuhluntersuchung durch ein mykologisches Speziallabor Voraussetzung für eine sachgerechte Diagnostik.
Zu den Beschwerden zählen Verdauungsprobleme, die von zeitweiliger Verstopfung bis hin zu massiven Durchfällen reichen. Darüber hinaus werden starke, geruchsintensive Blähungen beschrieben, die sich bis zu einem schmerzhaft geschwollenen „Blähbauch“ steigern können. Der Druck im Bauch kann weiter ansteigen und sich schließlich auch auf das Zwerchfell und damit den Brustraum mit Herz, Lunge und den großen Gefäßen auswirken. Die Folge können Kurzatmigkeit, „Herzstolpern“ und sogar Schmerzen in der Herzgegend sein.
Diese Symptome werden aber auch von vielen anderen Erkrankungen hervorgerufen und lassen ohne Stuhldiagnostik den Rückschluß auf eine krankmachende Besiedelung durch Sproßpilze nicht zu.
Folgende Beschwerden werden als Symptome einer Pilzinfektion des Darms beschrieben:

- Durchfälle und Verstopfung, häufig im Wechsel,
- Blähungen,
- schmerzhafter Blähbauch,
- Druck im Brustraum,
- Kurzatmigkeit,
- Herzbeschwerden.

Für Patienten, bei denen keine andere Grunderkrankung oder Nahrungsmittelunverträglichkeiten nachgewiesen werden können und die

unter solchen oder ähnlichen Beschwerden leiden, sollte eine Infektion durch Pilze im Darm zumindest als möglich angenommen und eine Stuhluntersuchtung veranlaßt werden.
Pilze im Darm rücken also häufig erst im Zuge der Ausschlußdiagnostik als möglicher Krankheitsauslöser in den Mittelpunkt des Interesses. Es ist unwahrscheinlich, daß es bei sonst gesunden Patienten oder einer nur leicht immungestörten Abwehrlage zu einer Streuung der Pilze über den Blutweg kommt.

After

Auch im Analbereich können Pilze ihr Unwesen treiben und für die Betroffenen eine sehr unangenehme Symptomatik ausbilden: den Juckreiz. Vor allem in der Analregion macht sich oft ein juckendes, schuppendes Ekzem breit, das sich von der Gesäßfalte weiter ausbreiten kann. Die Patienten schämen sich oft dafür, führen diese Erscheinungen auf „Unsauberkeit" zurück und reden ungern mit ihrem Arzt darüber. Häufig geht dieses Krankheitsbild von einer Candida-Besiedelung des Darms aus.

Folgende Symptome können auf eine Pilzinfektion im Analbereich schließen lassen:

- Juckreiz im Analbereich,
- schuppendes Ekzem,
- Ausbreitung über die Gesäßfalte hinaus.

Blase und Genitalien

Urologen und Gynäkologen diagnostizieren häufig Infektionen der Blase und in der Genitalregion. Ein besonderes Problem bereiten dabei immer wiederkehrende Infektionen, die nicht selten im Abstand von wenigen Tagen oder Wochen aufeinander folgen. Neben der Suche nach eventuellen Grunderkrankungen, die mit Immunschwächen einhergehen, muß hier der Darm als mögliches Erregerreservoir in Betracht gezogen werden. Aufgrund der engen räumlichen Nachbarschaft zwischen Darmausgang und Genitalien bzw. Harnröhrenmündung ist eine Keimverschleppung aus dem Darm in die Harnblase und in die Geschlechtsorgane nicht selten. Eine Behandlung der Blasen- bzw. Genitalmykose ohne eine gleichzeitige Behandlung des Erregerreservoirs im Darm ist in diesen Fällen zum Scheitern verurteilt.

Eine weitere Möglichkeit der Infektion ist der direkte Kontakt mit den Erregern, beispielsweise beim Geschlechtsverkehr oder durch eine Schmierinfektion, wobei Pilze durch die Hände dorthin transportiert werden.
Grundsätzlich rufen Pilze hier die gleichen Beschwerden hervor, wie eine „normale“ Entzündung, die durch Darmbakterien wie *Escherichia coli* entstanden ist.

Blase und ableitende Harnwege

Die Patienten fühlen ein Brennen beim Wasserlassen, haben Schmerzen, manchmal sogar Krämpfe im Unterbauch und spüren einen ständigen Harndrang. In besonders schweren Fällen finden sich Blutbeimengungen im Urin.
Scheiden Bakterien als Ursache aus und schlagen auch Antibiotika nicht an, können Pilze an der Entzündung schuld sein.
Folgende Symptome treten auf:

- „Brennen“ beim Wasserlassen,
- häufiger Harndrang,
- Schmerzen im Unterbauch,
- Krämpfe beim Wasserlassen,
- Blutbeimengungen im Urin.

Genitalien

Auch die Scheide kann von Pilzen besiedelt werden. Es sind vor allem die Hefen, wie *Candida albicans*, die Schaden anrichten. Besonders gefährdet sind ältere Frauen, bei denen der Säureschutz in der Scheide nicht mehr so ausgeprägt besteht wie bei jüngeren Frauen. Allerdings bedeutet ein positiver Pilznachweis nicht unbedingt, daß auch eine Entzündung vorliegt. Bei 9–14 % aller Frauen lassen sich Hefen im Scheidensekret nachweisen, in der Schwangerschaft sind es bis zu 30 %. Beschwerden oder gar Entzündungszeichen werden bei diesen Frauen nicht beobachtet. Ist eine solche Infektion durch Hefen aber bekannt und steht die Geburt unmittelbar bevor, muß eine antimykotische Behandlung erfolgen, um ein Übergreifen auf das Neugeborene zu verhindern.
Neben den bereits bekannten Risikofaktoren (siehe Seite 13) kommt bei den Scheideninfektionen vor allem die Langzeitbehandlung mit Ovulationshemmern (Pille) hinzu.
Das Hauptsymptom ist auch hier der starke Juckreiz und ein geruchloser, weißlicher bis krümeliger Ausfluß und/oder Beläge. Die Innenwände

der Scheide sind geschwollen und gerötet. Ein Ausbreiten der Infektion auf den Eingangsbereich der Scheide, der Schamlippen und die Analregion ist ebenfalls möglich. Folgende Symptome treten bei einer Pilzinfektion der Scheide auf:

- Juckreiz in der Scheide bzw. im Bereich der Schamlippen,
- Rötung, Schwellung des Scheideneingangs,
- weißlicher krümeliger Ausfluß,
- Beläge, Rötungen und Schwellungen in der Scheide.

Beim Mann kann eine Infektion der Eichel, die sogenannte *Balanitis candidomycotica*, auftreten. Folgende Symptome können eine Pilzinfektion der Eichel anzeigen:

- Juckreiz unter der Vorhaut/auf der Eichel,
- weißliche Beläge,
- Rötungen.

Da allerdings eine *Balanitis candidomycotica* nur selten auftritt, häufig jedoch eine asymptomatische Candida-Besiedelung der Eichel vorliegt, sollte der Mann als mögliche Infektionsquelle bei immer wiederkehrenden Scheideninfektionen seiner Partnerin in jedem Fall mitbehandelt werden. Auf diese Weise kann das Problem der sogenannten „Ping-Pong-Infektion" zwischen den Partnern beseitigt werden.

Haut, Haare und Nägel

Pilzbefall von Haut, Haaren und Nägeln ist bei vielen Menschen anzutreffen, also weit verbreitet. Er ruft eine Reihe von unterschiedlichen Erkrankungen des Körpers hervor. Auch hier sind Pilze vor allem dann erfolgreich, wenn das Gewebe bereits geschädigt ist oder der gesamte Organismus nicht genügend Abwehrkräfte besitzt. Pilzinfektionen von Haut, Haaren und Nägeln werden nicht nur durch typische Hautpilze (Dermatophyten), sondern häufig auch durch Hefen, vor allem der Gattung Candida, hervorgerufen. Am bekanntesten ist der *Fußpilz*. Hier breiten sich die Erreger vor allem in der Hornschicht der Haut aus, am liebsten zwischen den Zehen. Das feuchte und warme Klima in luftundurchlässigen Schuhen trägt zum großen Teil zu ihrer Verbreitung bei. Die Folgen der Infektion sind Juckreiz, Verdickungen der Hornschicht, Schuppen und ein schmerzhaftes Einreißen der Haut.

Pilze können aber auch oberflächliche Papeln und Pusteln entstehen lassen, die wie ein Ring aussehen und mit leichten Schuppen bedeckt sind. Weiter sind Infektionen von Haarwurzeln möglich, beispielsweise der Bartregion von Männern oder auf der Kopfhaut kleiner Kinder. Dabei entstehen Entzündungen, die bis tief ins Gewebe hineinreichen. Die Patienten fühlen sich krank, haben starke Schmerzen, und auch die Lymphknoten schwellen oft an.
Auch Nagelinfektionen werden beobachten. Sie entstehen schwerpunktmäßig dann, wenn die Nägel in ihrem Wachstum behindert werden, beispielsweise durch zu enge Schuhe. Aber auch die Fingernägel können betroffen sein.
Wieder sind es die Hefen, die auch auf der Haut ihre krankmachende Wirkung entfalten können, allerdings nicht in allen Fällen, denn etwa 20 % aller Menschen tragen z.B. *Candida albicans* auf ihrer Haut, ohne an irgendwelchen Beschwerden zu leiden. Haben die Hefen aber erst einmal die Überhand gewonnen und das Immunsystem überlistet, können sie sich praktisch überall ansiedeln, in Hautfalten, wie der Achselhöhle, unter der weiblichen Brust oder zwischen den Fingern. Die betroffenen Stellen sind rot, können nässen, bilden kleine Blasen und jucken.
Auch Haarausfall kann manchmal pilzbedingt sein. Typisch sind kleine, runde und gerötete Hautregionen, an denen die Haare abbrechen. Dieser Haarausfall ist ansteckend und muß dringend behandelt werden.
Folgende Symptome sind typisch für eine Pilzinfektion der Haut, der Haare bzw. der Nägel:

- Rötungen zwischen den Zehen oder Fingern
- Juckreiz,
- Schuppenbildung, Ekzeme,
- schmerzhafte Einrisse der Haut,
- Symptome vor allem in „Hautfalten“,
- rote, leicht schuppende Ringe auf der Haut,
- tiefe Entzündungen von Haarwurzeln,
- kreisrunder Haarausfall mit Rötungen, feinen Schuppen und „schwarzen“ Punkten darin (abgebrochene Haare),
- Auflockerung der Nägel, weißliches Netz im Nagel, Trübung und Aufrauhung.

Sonstige Beschwerdebilder

Auf eine Pilzinfektion können auch weitere Beschwerden hinweisen. So berichten Patienten immer wieder über massive Heißhungerattacken nach Süßem. Eventuell kann dies mit einem kritischen Abfall des Blutzuckerspiegels zusammenhängen, der genau solche Hungergefühle auslöst. Wie beschrieben (siehe Seite 16), wird darüber spekuliert, daß Pilze in den Zuckerstoffwechsel des Körpers eingreifen, um auf diesem Weg ihren „Wirt“ zu bewegen, für den begehrten Zuckernachschub zu sorgen. Neben den Heißhungerattacken, die bis dahin nicht aufgetreten sind, können eine Gewichtszunahme (veränderte Ernährung) und ein Gefühl der Schwäche sowie Zittern, das nach Zuckeraufnahme nachläßt, auf eine Pilzinfektion hindeuten.
Nochmals sei aber darauf hingewiesen, daß diese Symptome auch durch andere Erkrankungen, die nichts mit einer Pilzinfektion zu tun haben, entstehen können. Beispielsweise muß auch nach einer neuaufgetretenen Zuckerkrankheit (Diabetes) geforscht werden. Klarheit bringt schließlich eine Untersuchung durch ein mykologisches Speziallabor.

Wenn Pilze wirklich in der Lage sind, auch in unserem Körper Gifte wie beispielsweise minderwertige Alkohole herzustellen, ließen sich damit einige Leberfunktionsstörungen erklären, die in der Literatur beschrieben werden. Ein besonderer Stellenwert kommt nach dieser Theorie wieder den Hefen zu. Sie können Zucker zu Alkohol vergären. Aber Alkohol ist nicht gleich Alkohol. Sogenannte „Fuselalkohole“, die von Pilzen gebildet werden können, stehen im Verdacht, Auswirkungen auf die Arbeitskraft der Leber zu haben.
Folgende Symptome könnten auf pilzbedingte Lebererkrankungen hinweisen:

- Müdigkeit, Schlappheit,
- Alkoholunverträglichkeit (wenn diese bis dahin nicht vorhanden gewesen ist),
- Wundheilungsstörungen (bis dahin nicht vorhanden).

Insgesamt wird also im Zusammenhang mit Pilzinfektionen eine große Palette an Beschwerden immer wieder genannt. Dazu sollen auch Schmerzen in den Gelenken, eine erhöhte Infektanfälligkeit und Nahrungsmittelunverträglichkeiten gehören.

Welche dieser Symptome nun wirklich auf Pilze oder deren Stoffwechselprodukte zurückzuführen sind, ist in vielen Fällen noch klärungsbedürftig.
Bis dahin können sie, vor allem wenn mehrere dieser Beschwerden gleichzeitig auftauchen, ein möglicher, in der Aussagekraft bisher allerdings nicht sicher einzuschätzender Hinweis für den Arzt sein, auch an Pilze zu denken und entsprechende diagnostische Maßnahmen in die Wege zu leiten.
Als Zusammenfassung hier noch einmal die wichtigsten Beschwerden, die mit Pilzinfektionen des Körpers in Verbindung gebracht werden:

- Durchfälle und Verstopfung im Wechsel,
- Blähungen,
- „Blähbauch“ mit Druck auf den Brustraum, dadurch ausgelöster Kurzatmigkeit und Herzbeschwerden,
- Analekzem, Juckreiz im Analbereich,
- Heißhungerattacken, ein nicht erklärbarer Abfall des Blutzuckerspiegels (keine Zuckerkrankheit vorhanden),
- Alkoholunverträglichkeit (bis dahin nicht vorhanden),
- immer wiederkehrende Entzündungen der Scheide oder der Eichel,

bei Kindern:

- Blähungskoliken,
- Hautentzündung unter der Windel (Windeldermatitis).

Pilze – wie man sie aufspürt

Während Hefepilzerkrankungen im Bereich der Haut und der sichtbaren Schleimhäute, wie beispielsweise Analekzem, Mundsoor oder Scheidenpilzinfektionen, bereits auf den ersten Blick die Vermutung einer Pilzinfektion nahelegen und relativ einfach zu diagnostizieren sind, stellt der Nachweis einer übermäßigen Candida-Besiedelung des Darms den Arzt häufig vor Probleme.
Den ersten Hinweis auf einen möglicherweise bestehenden Candida-Befall des Magen-Darm-Traktes kann bereits ein ausführliches Gespräch zwischen Arzt und Patient liefern.
Im Mittelpunkt stehen hierbei Symptome wie Blähungen und Phasen, in denen sich Durchfälle mit Verstopfung abwechseln, aber auch die Frage, ob besondere Risikofaktoren oder eine Immunschwäche bei dem Patienten vorliegen. Im Falle einer oder mehrerer Antibiotika-Einnahmen in der jüngeren Vergangenheit, einer Cortisonbehandlung, außergewöhnlicher psychischer Belastungen, zuckerreicher Ernährung oder bekannter Grunderkrankungen, wie beispielsweise Diabetes oder Krebs, wird der Verdacht auf das Vorliegen einer Hefepilzerkrankung erhärtet. Der Arzt sollte dann gezielt danach fahnden.

Ein wichtiges diagnostisches Hilfsmittel stellt dabei eine Stuhluntersuchung auf Pilze dar. Dazu wird eine Stuhlprobe des Patienten an ein Speziallabor geschickt, das im Falle eines positiven Nachweises exakt ermitteln kann, um welche Hefen es sich handelt und in welcher Keimmenge diese im Stuhl vorhanden sind. Dies ist von großer Bedeutung, da bei weitem nicht alle Candida-Arten als Krankheitserreger in Frage kommen. Während z.B. *Candida albicans, Candida glabrata* oder *Candida krusei* krankmachende Eigenschaften haben können, kommen zahlreiche andere Candida-Arten prinzipiell nicht als Krankheitsauslöser in Betracht. Auch die genaue Kenntnis über die Keimmenge im Stuhl ist zur Beurteilung einer möglichen krankheitsauslösenden Ursache unerläßlich, denn erst ab einer bestimmten Menge haben Hefen im Darm Krankheitswert. Personen mit einem intakten Immunsystem vertragen geringe Keimzahlen, ohne überhaupt etwas davon zu bemerken.
Da die Beschwerden, die durch Hefen im Darm hervorgerufen werden, keinesfalls charakteristisch sind, sondern zahlreiche andere Ursachen haben können, müssen in

Fällen, in denen keine Pilze im Stuhl nachgewiesen werden, weiterführende Untersuchungen durchgeführt werden, um die Krankheitsursache zu klären. Dazu gehören Untersuchungen des Stuhles auf die Zusammensetzung der bakteriellen Darmflora, die ebenfalls durch Speziallabors durchgeführt werden können. Wenn diese keine Aufschlüsse erbringen, ist eine Überweisung an einen Internisten oder Gastroenterologen angezeigt.
Im folgenden werden einige Krankheitsbilder beschrieben, die mit ähnlichen Beschwerden einhergehen wie der Candida-Befall des Darms.

Blähungen

Blähungen sind bis zu einem bestimmten Grad normal. Es handelt sich dabei um geruchsarme Windabgänge, die vereinzelt auftreten können. Sie werden durch die Art der Nahrungszusammensetzung (Hülsenfrüchte, Kohl, einige Getreidearten) aber auch durch Luftschlucken beim Essen begünstigt. Normalerweise befinden sich ständig bis zu 200 ml Luft in unserem Verdauungstrakt, ohne daß wir überhaupt etwas davon bemerken. Sobald diese Darmgase aber auf etwa 400 bis 500 ml ansteigen, treten die ersten Beschwerden auf. Etwa 15 % der Betroffenen reagieren mit Blähungen, einige verspüren sogar Bauchschmerzen. Nimmt die Luft- oder Gasmenge noch weiter zu, kommt es zu einem regelrechten Gefühl des „Aufgeblasenseins“ oder sogar zu Bauchkrämpfen. Dies kann noch ernährungsbedingt sein oder mit falschen Eßgewohnheiten und übermäßigem Luftschlucken *(Aerophagie)* zusammenhängen. Vor allem wenn die Blähungen mit extremem Geruch verbunden sind, ständig auftreten und unter Umständen sogar mit Durchfällen oder Verstopfung einhergehen, können die Ursache aber auch Erkrankungen der Leber, der Galle, der Bauchspeicheldrüse oder des Darms sein.

Lactasemangel

Nicht selten führt ein Enzymmangel, der sogenannte Lactasemangel, zu einer Überproduktion von Darmgasen. Zur Verdauung des in der Kuhmilch enthaltenen Milchzuckers *(Lactose)* benötigt der Darm das Enzym *Lactase*. Nur wenn dieses Enzym in ausreichender Menge vorhanden ist, kann der Milchzucker so aufgespal-

ten werden, daß unser Organismus ihn ohne Schwierigkeiten in Energie verwandeln kann.
Ist in unserem Darm Lactase vorhanden, so kann der Milchzucker aufgespalten werden, und die Verdauung läuft reibungslos. Fehlt aber die Lactase, gelangt der Milchzucker durch den Dünndarm in den Dickdarm, wo er von Billionen von Bakterien, die auf den Abbau von Kohlenhydraten spezialisiert sind, zu deren eigener Energiegewinnung genutzt wird. Dabei entsteht reichlich Gas – die Folge ist „Rumoren", es „grummelt" im Darm, es kommt zu Blähungen und manchmal sogar zu Schmerzen. Diese Beschwerden sind denen einer Pilzerkrankung sehr ähnlich. Bei Lactasemangel ist eine Therapie gegen Pilze aber völlig nutzlos.
Schätzungsweise 5–15 % der erwachsenen weißen Bevölkerung der westlichen Industrieländer weisen einen solchen Lactasemangel im Darm auf. Da selbst geringe Mengen an Lactose, wie sie in 200–240 ml Milch enthalten sind, bereits Beschwerden auslösen können, muß der Lactasemangel als relativ häufige Erkrankung bei der Differentialdiagnose zu einer Pilzinfektion berücksichtigt werden.

Nahrungsmittelunverträglichkeiten

Die Unverträglichkeit von bestimmten Nahrungsmitteln stellt Arzt und Patient häufig vor große Probleme. Auch bei Personen, die sonst unter keinerlei Beschwerden leiden, kommen Nahrungsmittelunverträglichkeiten sehr häufig vor. Die Reaktionen des Organismus ähneln denen, die durch eine übermäßige Candida-Besiedelung des Darms hervorgerufen werden.

Nahrungsmittel	Verdauungsprobleme
Hülsenfrüchte	30 %
Gurkensalat	29 %
Fritierte Speisen	22 %
Weißkohl	20 %
Kohlensäurehaltige Getränke	20 %
Grünkohl	18 %
Fette Speisen	17 %
Paprika	17 %
Sauerkraut	16 %
Rotkraut	16 %
Süße und fette Backwaren	16 %
Zwiebeln	16 %
Wirsing	16 %

Unverträglichkeit einzelner Nahrungsmittel und ihre Häufigkeit in Prozent bei etwa 2000 untersuchten Patienten

Unverträgliche Nahrungsmittel können am leichtesten durch einen sogenannten Auslaßversuch ausfindig gemacht werden. Dazu meidet der Patient vorübergehend bewußt Nahrungsmittel, die im Verdacht stehen, unverträglich zu sein. Bessern sich daraufhin die Symptome und treten diese dann nach erneutem Genuß des verdächtigen Nahrungsmittels wieder auf (Provokationstest), ist das Vorliegen einer Nahrungsmittelunverträglichkeit sehr wahrscheinlich. Die Nahrungsmittel sollten künftig gemieden werden.

Nahrungsmittelallergien

Nahrungsmittel können auch echte allergische Reaktionen auslösen. Dabei kommt es nach Aufnahme des Nahrungsmittels neben Reaktionen im Darm, die sich auch hier durch Rumoren, Blähungen, Schmerzen und eventuell sogar Durchfall äußern können, häufig gleichzeitig zu anderen allergischen Symptomen, wie beispielsweise Atemnot, Lippenschwellungen, Hautausschlag, in selteneren Fällen sogar zum allergischen Schock.
Einige Lebensmittel lösen besonders häufig Allergien aus:

- Weizen, Roggen, Hafer, Gerste,
- Hülsenfrüchte,
- Nüsse,
- Zitrusfrüchte,
- Karotten,
- Kohl,
- Sellerie,
- Paprika,
- Lauch, Knoblauch, Zwiebeln,
- Petersilie,
- Milch,
- Seefisch,
- Zucker.

Bei Nahrungsmittelallergien stehen ebenfalls die Suche und das Meiden der allergieauslösenden Nahrungsmittel im Vordergrund. Auch hier sind Auslaßversuch und Provokationstest geeignete Maßnahmen, um die verdächtigen Lebensmittel ausfindig zu machen. Allerdings ist dabei äußerste Vorsicht geboten, denn vor allem der Provokationstest, also der bewußte Genuß des verdächtigen Nahrungsmittels, darf nur unter Aufsicht des Arztes erfolgen, da immer die Gefahr eines allergischen Schocks besteht.

Reizdarm

Patienten, bei denen ein Reizdarm, in der Medizin auch *Colon irritabile* genannt, diagnostiziert wird, sind zuvor auf alle erdenklichen Krankheitsbilder, die mit ähnlichen Beschwerden einhergehen, untersucht worden, ohne daß sich eine organische Ursache der Erkrankung hätte ausmachen lassen. Bei diesem Krankheitsbild ist die Bewegungsfähigkeit des Darmes reduziert, d.h., der Speisebrei wird nicht in der normalen Zeit durch den Darm transportiert. Die Krankheitsursachen sind noch weitgehend ungeklärt; psychische Streßfaktoren scheinen eine Rolle zu spielen und das Krankheitsgeschehen zu begünstigen.
Die Beschwerden äußern sich in Bauchschmerzen, Blähungen und Verstopfung, wobei oft schafskotartige Stühle auftreten. Aber auch Durchfälle werden beschrieben, die sich mit Verstopfung abwechseln können. Häufig finden sich Schleimbeimengungen im Stuhl.

Andere Ursachen

Es gibt zahlreiche andere Ursachen für Darmbeschwerden. Die Palette reicht von Erkrankungen oder Funktionsschwächen der Bauchspeicheldrüse mit ungenügender Produktion von Verdauungsenzymen bis zu Störungen der Mikroflora im Darm oder Infektionen mit krankheitserregenden Bakterien und Parasiten. Wichtig ist es in jedem Falle, daß Sie als Patient einen Arzt aufsuchen, wenn solche Beschwerden akut auftreten oder über einen längeren Zeitraum andauern. Die genaue Ursache der Beschwerden kann nur von einem Arzt ermittelt werden. Wenn Sie den Verdacht haben, an einer Hefepilzerkrankung zu leiden, sollten Sie auf keinen Fall „auf eigene Faust“ einen Behandlungsversuch unternehmen. Das kann gefährlich sein, zu einer Verschlimmerung der Beschwerden führen und unter Umständen eine richtige Diagnose erschweren.
Wann aber sind Pilze als Auslöser der Beschwerden anzusehen?

Pilze im Darm

Es gilt als gesichert, daß Beschwerden und Erkrankungen durch Pilze, vor allem durch Hefen der Gattung Candida, in der Medizin an Bedeutung zunehmen. Eine besondere Rolle spielen dabei Symptome, die durch eine übermäßige Besiedelung des Darms durch Candida hervorgerufen werden *(unphysiologische intestinale Candida-Besiedelung).* Während früher *Candida albicans* in über 80 % der positiven Stuhlbefunde als Erreger isoliert wurde, sind in der heutigen zeit andere Candida-Arten, wie beispielsweise *Candida glabrata, Candida tropicalis* oder *Candida krusei*, auf dem Vormarsch. *Candida albicans* findet sich heute nur noch in etwa 60 % der Untersuchungen, bei denen Hefen diagnostiziert werden, als Krankheitserreger.
Begünstigt wird das Auftreten der unphysiologischen Candida-Besiedelung des Darms durch eine Vielzahl von Faktoren, denen die Menschen in den Industriegesellschaften ausgesetzt sind. Häufig sind auch verschiedene Faktoren in Kombination beteiligt. Bestehen bei Ihnen die oben beschriebenen Beschwerden, so sollte eine Untersuchung des Stuhles auf Pilze erfolgen, wenn Einflüsse von Faktoren, die in den folgenden Abschnitten beschrieben werden, eine Rolle spielen.

Fast food

Fast food ist arm an Faser- und Ballaststoffen, weil zuwenig Obst, Gemüse und Salate verwendet werden. Statt dessen enthält es reichlich Fett und tierisches Eiweiß in Form von Fleisch und Wurst. Besonders günstig für Hefen ist der oft suchthafte und übertriebene Verzehr von Zucker in Form von Süßigkeiten, Kuchen und Gebäck sowie von Weißmehl in hellem Brot und Brötchen oder Feingebäck.
Durch diese falschen Eßgewohnheiten wird der Darm träge. Der mechanische und biochemische Reinigungseffekt der Darmschleimhaut durch Faser- und Ballaststoffe entfällt, der günstige Effekt zahlreicher Obst- und Gemüsearten auf das Immunsystem, die Verdauung und den Stoffwechsel wird reduziert, und die Hefen im Darm werden im Überfluß mit Kohlenhydraten aus der Nahrung „gefüttert". Im Darm kann auf diese Weise ein Tummelplatz für Hefen entstehen.

Anwendung von Antibiotika oder Cortison

Antibiotika sind vielfach lebensrettend, ihr Einsatz bei schweren Infektionen ist oft unerläßlich. Sie werden aber heute leider oft unkritisch, nicht zielgerichtet und vorschnell auch bei banalen Infektionen eingesetzt. Dadurch entstehen zunehmend ernsthafte Probleme. Dazu zählt die Zunahme von Resistenzen, d.h., die Bakterien werden widerstandsfähig gegen zahlreiche Antibiotika. Früher wirksame Antibiotika sprechen nicht mehr an. Es müssen deshalb immer schneller neue Antibiotika entwickelt werden, oft um den Preis vermehrter Nebenwirkungen und immer schnelleren Auftretens von Resistenzen. Ein weiteres Problem der häufigen und ungezielten antibiotischen Therapie stellt die Reduzierung oder sogar Zerstörung normaler physiologischer Mikrobengesellschaften auf unseren Schleimhäuten dar. Da die normale Mikroflora sehr wichtige Aufgaben für das Abwehrsystem erfüllt – man kann sogar sagen, daß die Mikrobenfloren ständig unser Abwehrsystem trainieren –, hat deren Beeinträchtigung bedenkliche Konsequenzen für das Immunsystem.

Aber auch *Cortison*, das ebenfalls in vielen Fällen segensreich ist, wird viel zu unkritisch eingesetzt. Dadurch wird die körpereigene Abwehr geschwächt und damit die Vermehrung von Hefen begünstigt. Die Folgen häufiger Antibiotika- oder Cortisontherapie sind Abwehrschwächen mit einer vermehrten Anfälligkeit für Infekte. Dies gilt auch für Infektionen durch Candida oder andere Pilze.

Umweltschadstoffe

Wohnraumgifte (Holzschutzmittel, Imprägnierungsmittel aus Teppichen und Tapeten) und Arbeitsplatzgifte (Lacke, Lösungsmittel oder Metallstäube), Schwermetalle aus der Nahrung und möglicherweise auch aus Amalgamplomben können einzeln oder in Kombination ständig auf den menschlichen Organismus einwirken und auch in geringer Konzentration zu chronischen Belastungen führen. Dies kann Abwehrschwächen zur Folge haben, die sich in einer Vielzahl der unterschiedlichsten Beschwerdebilder äußern können. Auch eine vermehrte Anfälligkeit für Pilzerkrankungen kann die Folge sein.

Psychische Streßfaktoren

Psychische Belastungen wie übermäßiger Streß, Ärger oder Trauer wirken nachteilig auf das Immunsystem. Diese Zusammenhänge wurden schon lange vermutet und konnten durch Forschungen auf dem Gebiet der Psychoneuroimmunologie belegt werden.

Säuglinge und sehr alte Menschen

Bei Säuglingen ist das Immunsystem noch nicht ganz entwickelt und somit noch nicht voll funktionstüchtig. Auch alte Menschen sind vermehrt gefährdet, an einer Infektion durch Hefen zu erkranken, da ihr Abwehrsystem nicht mehr in vollem Umfang arbeitet.

Sind Sie einem oder mehreren der genannten Risiken ausgesetzt und leiden Sie unter heftigen Blähungen, Bauchschmerzen, Durchfall, Verstopfung oder beidem im Wechsel, so sollten Sie Ihren Arzt aufsuchen. Im Gespräch und durch entsprechende körperliche Untersuchungen kann der Arzt den Verdacht auf einen eventuellen Candida-Befall des Darms erhärten oder ausschließen und eine andere Ursache für Ihre Beschwerden diagnostizieren.
Vermutet der Arzt Hefen als Ursache, so muß eine Stuhlprobe mykologisch, d.h. auf das mögliche Vorkommen von Pilzen, untersucht werden. Während in Stuhlproben Hautpilze keine und Schimmelpilze nur eine sehr untergeordnete Rolle spielen (sie haben im Darm nur äußerst selten Krankheitswert), können in etwa 60 % der untersuchten Proben Hefen, meist der Gattung Candida, nachgewiesen werden.
Der positive Stuhlbefund allein hat aber keineswegs immer medizinische Bedeutung. Wichtig ist herauszufinden, um welche Hefe es sich genau handelt. Dies ist bedeutsam, da es neben möglichen krankmachenden Candida-Arten, wie *Candida albicans* oder *Candida glabrata*, eine weitaus größere Zahl an Candida-Hefen gibt, die keinerlei krankheitserregenden Eigenschaften haben. Auch die Kenntnis der genauen Keimzahl ist von großer Bedeutung, da geringe Keimmengen durchaus toleriert werden können, ohne daß Beschwerden auftreten. Schließlich ist es interessant zu wissen, ob die gefundene Hefe in jedem Fall eine Erkrankung auslöst. Wenn das nicht

der Fall ist, können selbst höhere Keimzahlen für den Menschen problemlos sein.
Bei der Entnahme der Probe sollten Sie darauf achten, daß der Stuhl vorher durchmischt und die Probe anschließend an mindestens vier verschiedenen Stellen entnommen wird. Dies hat folgenden Grund: Hefen besiedeln die Darmwand nicht kontinuierlich, sondern bilden Nester, in denen sich Ansammlungen der Pilze befinden. Gleiches gilt für den Stuhl. Auch hier finden sich nicht überall Pilze, sondern sie sind unregelmäßig verteilt. Um zu gewährleisten, daß Hefenester auch tatsächlich erfaßt werden, ist die oben beschriebene Prozedur leider nicht zu umgehen. Bringen Sie die Stuhlproben möglichst bald zum Arzt oder zur Post. Ist dies nicht möglich, kann die Probe für etwa einen Tag im Kühlschrank gelagert werden.

Pilze im Mund

Finden sich im Mund- und Rachenraum weißliche Beläge und Rötungen, wie sie häufig bei Säuglingen und Kindern anzutreffen sind, können Abstriche von den betroffenen Stellen den Pilznachweis erbringen. Sind keine Beläge sichtbar, wird im hinteren Drittel der Zunge mit Hilfe eines sterilen Spatels oder Watteträgers Material abgestrichen.

Pilze auf der Haut

Die Diagnose einer lokalen Hautinfektion durch Pilze, beispielsweise Candida-Arten, ist mit Hilfe von Hautentnahmen durch den Arzt möglich. Der Arzt wird die Umgebung des Herdes mit Alkohol reinigen, um sicherzugehen, daß Erreger, die sich ohnehin ständig auf der Hautoberfläche befinden, nicht in die Probe geraten. Anschließend werden mögliche Auflagerungen und abgestorbene Schuppen entfernt und dann einige Zellen aus Hautschichten, in denen sich möglicherweise Pilze befinden, entnommen.

Pilze in Blase, Harnröhre, Scheide oder auf der Eichel

Liegt der Verdacht einer Pilzinfektion der Blase nahe, sollte mit Hilfe einer korrekt genommenen Urinprobe nach den Erregern gefahndet werden. Erforderlich ist sogenannter „Mittelstrahlurin“. Da auch die Harn-

röhre ständig mit Keimen besiedelt ist, müssen diese zunächst herausgeschwemmt werden, denn sie sind nicht für die Entzündung verantwortlich. Der Patient läßt daher etwas Urin ablaufen und füllt erst dann einige Milliliter in ein dafür vorgesehenes Gefäß.
Beim Verdacht einer Infektion der Harnröhre werden – im Gegensatz zum Vorgehen bei einer vermuteten Blasenentzündung – auch die ersten Milliliter aufgefangen und untersucht.
Bei Juckreiz und Brennen oder weißlichen Belägen auf der Eichel des Penis oder im Scheideneingang wird mit Abstrichen versucht, der Pilze habhaft zu werden bzw. ihnen auf die Spur zu kommen.

Pilze – wie man gegen sie vorgeht

Liegt ein therapiebedürftiger Hefepilzbefall vor, sollten die folgenden Schritte unternommen werden:

- Verabreichung wirksamer Präparate gegen Hefen,
- Einsatz abwehrsteigernder Mittel,
- Ernährungstherapie durch Umstellung auf ausgewogene, vollwertige Kost.

Die richtige Therapie kann nur vom Arzt festgelegt werden. Scheuen Sie sich nicht, Ihren Arzt nach Einzelheiten der Behandlung zu fragen. Und keine Angst: Das Gespräch muß Ihnen nicht peinlich sein. Hefepilzerkrankungen sind durchaus nicht ungewöhnlich.

Infektionen der Haut

Gegen Pilzbesiedelungen der Haut wird normalerweise mit lokalen Maßnahmen vorgegangen.
Je nach dem verursachenden Erreger haben sich Salben mit den entsprechenden Inhaltsstoffen (*Nystatin* oder *Imidazol-Derivate*) bewährt. Dazu können auch andere Substanzen angewendet werden, die gegen ein großes Spektrum von Pilzen wirksam sind.

Selbst wenn in den Apotheken viele dieser Salben rezeptfrei erhältlich sind, ist auch hier von einer „Therapie auf eigene Faust“ abzuraten.
Bei Infektionen mit Hautpilzen muß häufig „von innen“, also systemisch, behandelt werden, da man diesen Pilzen nur schwer auf rein lokalem Wege beikommen kann. Alle systemisch wirkenden Antipilzmedikamente *(Antimykotika)* greifen in den Stoffwechsel der Pilze ein und bringen deren Wachstum zum Stillstand. Sie sind allerdings nicht in der Lage, die Eindringlinge komplett abzutöten. Sie geben dem Immunsystem aber die Chance, die ungebetenen Gäste effektiver bekämpfen zu können.
Da die Verabreichung systemisch wirkender Antimykotika zu starken Nebenwirkungen führen kann, sollten sie nur dann eingesetzt werden, wenn andere therapeutische Maßnahmen nicht zum Erfolg führten.
Vor einer Selbstmedikation mit systemisch wirkenden Antimykotika muß an dieser Stelle eindringlich gewarnt werden!

Infektionen der Genitalien

Scheide, Scheideneingang oder Eichel des Penis können durch Hefen infiziert werden. Auch hier sollte eine Behandlung mit Antimykotika erfolgen. Meistens wird bei einer hefepilzbedingten Scheideninfektion lokal mit Salben, Cremes oder Zäpfchen behandelt. Zum Einsatz kommen *Clotrimazol-Präparate*, die entweder als Einmaltherapie oder über mehrere Tage lokal angewendet werden. In der Schwangerschaft sollten diese Medikamente allerdings nicht eingesetzt werden. Hier empfiehlt sich die Behandlung mit *Nystatin-Salben*, die zweimal täglich über etwa zwei Wochen auf die befallenen Haut- bzw. Schleimhautstellen aufgetragen werden. Auch die Anwendung von nystatinhaltigen Scheidenzäpfchen ist möglich. *Lactobazillenpräparate*, die in Form von Zäpfchen in die Scheide eingeführt werden, können die Therapie unterstützen. Bei Lactobazillen (Milchsäurebakterien) handelt es sich um Säuerungsbakterien, die normalerweise die Scheide der gesunden Frau besiedeln und dort ein saures Milieu erzeugen. Dadurch wird die Ansiedlung von Hefen oder Bakterien verhindert.

Bei immer wiederkehrenden Scheideninfektionen empfiehlt es sich, auch auf Hygienemaßnahmen zu achten. Gegenstände, die in engem Kontakt zur Schleimhaut stehen (z.B. Hand- und Badetücher, Wäsche) sind nicht selten mit Hefen verunreinigt und somit eine mögliche Infektionsquelle immer wiederkehrender Infektionen. Die Unterwäsche sollte täglich gewechselt und durch Kochen desinfiziert werden. Auch Infektionen des Partners, die durchaus beschwerdefrei ablaufen können, oder eine bestehende Hefepilzbesiedelung des eigenen Darms, können Gründe für immer wiederkehrende Scheideninfektionen sein. Eine erfolgreiche Therapie sollte all diese Möglichkeiten berücksichtigen. Bei Hefepilzinfektionen des Mannes im Bereich von Eichel und Vorhaut werden lokal wirksame Antimykotika, wie beispielsweise nystatinhaltige Salben eingesetzt. Ähnliche Beschwerden wie bei einer Hefepilzinfektion können auch durch Diabetes oder eine Vorhautverengung verursacht werden. Bei wiederholt auftretenden Infektionen sollte vor einer Antipilztherapie das Vorliegen derartiger Erkrankungen auf jeden Fall von vornherein ausgeschlossen werden.

Pilze im Mund

Die lokale Therapie mit antimykotisch wirksamen Substanzen spielt auch bei *Mundsoor* oder der *Prothesenstomatitis*, einer pilzbedingten Entzündung der Mund- und Gaumenschleimhaut durch Prothesendruckstellen, eine wichtige Rolle. Mit Hilfe von Lutschtabletten, Suspensionen oder speziellen Gel-Präparaten können rasche Erfolge erzielt werden. Besonders Prothesenträger, bei denen es im Bereich der Prothesenauflagefläche durch mechanischen Druck zu einer Schleimhautschädigung kommt, sollten auf eine ausreichende Mundhygiene achten, da sich auf geschädigten Schleimhautbereichen besonders leicht Hefen ansiedeln können. Prothesen, aber auch Zahnspangen und Zahnbürsten sollten daher nach dem Gebrauch gründlich gereinigt und desinfiziert werden. Zahnbürsten sollte man generell im Abstand von etwa vier Wochen austauschen.

Pilze im Darm

Darmmykosen

Werden im Stuhl Hefen nachgewiesen, muß es sich hierbei noch nicht um einen medizinisch bedeutsamen Befund handeln. Da auch der gesunde Mensch mit der Nahrung immer wieder Hefen aufnimmt, die den Magen-Darm-Trakt passieren und mit dem Stuhl ausgeschieden werden, ist ein positiver Befund nicht ungewöhnlich. Klinische Bedeutung hat ein Hefenachweis erst dann, wenn Hefen in hohen Konzentrationen im Stuhl auftreten, wenn es sich um krankmachende Arten handelt und der Patient über entsprechende Beschwerden klagt. Werden im Stuhl wiederholt krankmachende Hefen in hohen Konzentrationen nachgewiesen (über eine Million Hefen pro Gramm Stuhl) und klagt der Patient über schleimige oder auch blutige Durchfälle, kann eine Darmmykose vorliegen. Dagegen werden Antimykotika eingesetzt. Verwendung findet vor allem *Nystatin*, das nach Aufnahme der Tabletten ausschließlich im Darm wirkt, nicht aber ins Blut übergeht. Nebenwirkungen bleiben so relativ gering. Die Tagesdosis beträgt für Erwach-

sene 3–4 Millionen Einheiten (eine Tablette enthält in der Regel 500 000 Einheiten), für Kinder 1–2 Millionen Einheiten, jeweils verteilt auf drei Einzelgaben. Für Säuglinge stehen Nystatin-Tropfen zur Verfügung (Dosis: 3–4 mal täglich 1–2 ml).
Alternativ zu Nystatin kann *Amphothericin B* verwendet werden. Auch die bereits erwähnten *Imidazol-Präparate* kommen zur Anwendung. Da sie jedoch nach Aufnahme der Tabletten über den Darm ins Blut gelangen und somit im ganzen Körper ihre Wirkung entfalten, sind Nebenwirkungen sehr viel stärker als bei Nystatin. Imidazol-Präparate sollten daher nur eingesetzt werden, wenn das Krankheitsbild es wirklich erfordert. Eine Selbstmedikation mit derartigen Wirkstoffen kann gefährliche Folgen haben und sollte in jedem Falle unterbleiben!

Hefepilzbesiedelung des Darms

Darmmykosen im klassischen Sinne (mit schweren schleimigen oder sogar blutigen Durchfällen) treten nur sehr selten auf. Immer wieder aber klagen Patienten über uncharakteristische Beschwerden vorwiegend im Magen-Darm-Bereich, die mit einer vermehrten Hefepilzbesiedelung des Darms einhergehen. Untersucht man in diesen Fällen Stuhlproben, findet man meist Hefen in Konzentrationen, die über dem Hefepilzvorkommen gesunder Menschen liegen, aber unterhalb von Konzentrationen, die für eine Darmmykose sprechen.
Die Therapie basiert auf den gleichen Prinzipien wie bei einer klassischen Darmmykose. Der Einsatz von Antimykotika sollte jedoch abhängig gemacht werden von der Stärke der Beschwerden, der Konzentration und Art der nachgewiesenen Hefen und vom Vorhandensein begünstigender Faktoren beim Patienten. So kann es bei einem leichten Beschwerdebild durchaus vorteilhaft sein, auf die Gabe von Antimykotika zu verzichten und nur abwehrsteigernde und diätetische Maßnahmen zu ergreifen. Unterschiede im Hinblick auf den Therapieerfolg gibt es in solchen Fällen nicht. Die Entscheidung für oder gegen den Einsatz eines Antimykotikums trifft der Arzt individuell für jeden Patienten.

Hefepilze, Darmflora und Körperabwehr

Mit Hilfe von Antimykotika wie *Nystatin* oder *Amphothericin B* ist es möglich, Hefepilzkonzentrationen im Darm drastisch zu reduzieren. Eine vollständige Beseitigung gelingt jedoch so gut wie nie. Beide Medikamente sind in Wasser praktisch unlöslich. Sie können sich daher nicht gleichmäßig im Darm verteilen. Es entstehen Areale, die der Wirkstoff nicht oder nur in unzureichenden Konzentrationen erreicht.
Erschwert wird eine vollständige Behandlung des Darms auch dadurch, daß Hefenester unerreichbar für Antimykotika zwischen Darmzotten oder in Darmausstülpungen liegen.
Eine erfolgreiche Therapie gegen Hefen im Darm darf sich daher nicht auf den Einsatz derartiger Präparate beschränken. Der Arzt sollte durch gezieltes Befragen und Untersuchen des Patienten klären, ob Grunderkrankungen oder sonstige Faktoren vorliegen, die die Ansiedelung und Vermehrung von Hefen im Darm begünstigen. Trifft dies zu, sollten die Faktoren beseitigt oder zumindest ihr Einfluß auf den Organismus vermindert werden.

Da unphysiologisch hohe Hefekonzentrationen im Darm meist bei einer gestörten Abwehrlage des Organismus auftreten, ist es besonders wichtig, die Infektabwehr zu stärken. Möglich ist dies im Rahmen einer „Mikrobiologischen Therapie“. Durch die Behandlung mit Bakterienpräparaten, sogenannten medizinischen *Probiotika*, die *Escherichia coli-* oder *Enterokokken-Stämme* enthalten, wird die Abwehrlage des Patienten verbessert. Die Bakterienpräparate führen zur Bildung von Abwehrstoffen, die an die Oberfläche der Darmschleimhaut und anderer Schleimhäute des Körpers abgegeben werden. Diese Abwehrstoffe überziehen die Schleimhaut wie ein schützender Film und können eine weitere Vermehrung krankmachender Hefen verhindern. Darüber hinaus steigern Bakterienpräparate die Aktivität von Freßzellen *(Phagozyten)* in Blut und Körpergeweben. Dadurch können eingedrungene Krankheitserreger, wie beispielsweise pathogene Hefen, besser unschädlich gemacht werden. Auf diese Weise wird die Arbeit des menschlichen Immunsystems „tatkräftig“ unterstützt, und Infektionen können so leichter überwunden werden.

Über die Mikrobiologische Therapie lassen sich auch die normalen Mikrofloren in ihrer Zusammensetzung stabilisieren. Treffen Hefen auf eine ausgewogene Flora, haben die Eindringlinge kaum eine Chance, die Oberhand zu gewinnen. Ist das Gleichgewicht innerhalb der Mikroflora hingegen gestört, ist eine Überwucherung der Darmschleimhaut mit Hefen möglich.

Therapieunterstützende Maßnahmen

Immer wiederkehrende Beschwerden durch Hefen im Magen-Darm-Trakt können durch chronische Infektionsquellen hervorgerufen werden. In Frage kommen kariöse Zähne oder mit Hefen verunreinigte Zahnprothesen oder Zahnbürsten. Eine Sanierung des Gebisses und eine ausreichende Mundhygiene sind daher Voraussetzungen für eine erfolgreiche Therapie gegen Pilze. Therapieunterstützend wirkt auch eine Umstellung der Ernährung. Hefen benötigen nämlich eine organische Kohlenstoffquelle, da sie nicht in der Lage sind, aus Kohlendioxid und Wasser Kohlenhydrate aufzubauen. Je mehr Kohlenhydrate mit der Nahrung aufgenommen werden, um so bessere Lebensbedingungen finden Hefen im Darm vor.
Eine sinnvolle, gegen Hefen gerichtete Ernährungsumstellung darf aber auf keinen Fall eine Reduktionsdiät darstellen oder zu einer unzureichenden Nährstoffversorgung des Körpers führen. Sie sollte vielmehr den Ansprüchen einer vollwertigen Ernährung gerecht werden. Rezepte, die Ihnen eine ausgewogene Diätphase ermöglichen, finden Sie im folgenden Kapitel.

Vollwertige Kost gegen Pilze

Um Hefepilzerkrankungen dauerhaft beseitigen zu können, kommt neben einer medikamentösen Behandlung und der Stärkung des Immunsystems vor allem der Umstellung der Ernährungsgewohnheiten eine besonders wichtige Bedeutung zu. Da Hefen auf die Zufuhr von Kohlenhydraten, vor allem in Form leicht aufschließbarer Kohlenhydrate (Zucker und Weißmehl) angewiesen sind, ist es sinnvoll und nützlich, sie von dieser lebenswichtigen Energiequelle abzuschneiden. Dies ist nur möglich, indem man diese Nahrungsmittel vorübergehend meidet. Das bedeutet, auf Süßigkeiten, Kuchen, Gebäck und alle zuckerhaltigen Getränke für einen Zeitraum von etwa vier bis sechs Wochen ganz zu verzichten. Da auch Obst, mit Ausnahme von sauren Äpfeln, einen hohen Anteil an Fruchtzucker hat, ist es vorübergehend tabu. Als einziger Zucker ist während der Diätphase nur der Milchzucker, die sogenannte Lactose, erlaubt. Hefen können Zucker in dieser Form nämlich nicht aufschließen und damit auch nicht für ihren Stoffwechsel verwerten.
Demgegenüber können Hefen die Kohlenhydrate im Weißmehl mühelos für ihre Energiegewinnung nutzen. Wer an einer unphysiologischen Hefepilzbesiedelung oder an einer manifesten Hefepilzerkrankung leidet, sollte daher während der Therapiedauer auch Weißbrot, weiße Brötchen, Feingebäck oder Nudeln aus Auszugsmehl strikt meiden. Erlaubt sind hingegen Vollkornmehle in den verschiedensten Backwaren, natürlich auch in Vollkornnudeln, außerdem Salat und Gemüse sowie Kartoffeln und Vollkornreis.
Diese Lebensmittel enthalten zwar ebenfalls reichlich Kohlenhydrate, diese allerdings in solchen Zusammensetzungen, die von den Hefen nur schwer und erheblich langsamer aufgeschlossen werden können. Sie haben zudem den Vorteil, daß sie gleichzeitig die Darmtätigkeit anregen und durch den hohen Anteil an Faser- und Ballaststoffen die Darmschleimhaut mechanisch von Hefenestern reinigen.
Zusätzlich steigern Sauermilchprodukte wie Joghurt und Kefir die Darmaktivität und dürfen während der Diät bedenkenlos verzehrt werden. Fleisch, Fisch und Eier spielen im Rahmen einer vollwertigen Ernährung zwar nur eine untergeordnete Rolle, sind während der Ernährungstherapie aber in Maßen durchaus erlaubt.

Häufig wird Patienten, die an einer Erkrankung durch Hefen leiden, der Verzehr von Hefe in Nahrungsmitteln generell verboten. Dies ist völlig unsinnig! Bäckerhefe und andere Kulturhefen kann man ohne Bedenken zu sich nehmen, denn sie haben keinerlei krankheitserregenden Eigenschaften. Besteht jedoch eine Allergie gegen Candida, so kann es zu allergischen Reaktionen gegen die artverwandten Kulturhefen kommen. In diesen relativ seltenen Fällen sollte man Lebens- und Genußmittel meiden, die mit Hilfe von Kulturhefen hergestellt werden. Dazu gehören Brot und andere Backwaren, einige Käsesorten, vegetarische Brotaufstriche und Wein.
Nach der etwa vierwöchigen Diätphase darf man natürlich nicht wieder in die alten, leider oft zuckerreichen Ernährungsgewohnheiten zurückfallen. Vielmehr sollte die Kost möglichst langfristig, zumindest aber für vier bis sechs Monate, im Sinne einer vollwertigen Ernährung umgestellt bleiben. In dieser Zeit können dann aber auch wieder alle Obstsorten auf dem Speiseplan stehen, und die Ernährungsvorschriften dürfen nach und nach etwas gelockert werden. Wichtig ist, daß Zucker in Form von Süßigkeiten, Kuchen oder Torten sowie Weißmehl in Brot, Brötchen und Feinbackwaren weiterhin tabu sind.

Durch eine sinnvolle, konsequente Ernährungsumstellung können Sie selbst ganz entscheidend zum dauerhaften Therapieerfolg beitragen. Daß Sie dabei nicht auf leckere, abwechslungsreiche und interessante Speisen verzichten müssen, werden Sie beim Lesen der nächsten Seiten feststellen.

Geeignet	Ungeeignet
Kartoffeln, Vollkornreis und Nudeln in Maßen	Polierter Reis, Nudeln aus Auszugsprodukten
Gemüse, einheimisch oder exotisch (Auberginen, Blumenkohl, Bohnen, Brokkoli, Chinakohl, Chilischoten, Erbsen, Fenchel usw.), Salate	
Saure Äpfel	Süßes Obst (Weintrauben, Birnen, Erdbeeren, Pfirsiche, Orangen, Ananas, Bananen, Kirschen, Himbeeren usw.)
Waldpilze, Champignons	
Vollkornbrot, Knäckebrot, Grahambrot, auch zuckerfreies Hefegebäck aus Vollkorn	Weißbrot, Brötchen, Feingebäck, Toast aus Auszugsmehl
Herzhaftes Vollkorngebäck und Nüsse in Maßen	Süßigkeiten aller Art, Kuchen, Kekse
Fisch und Fleisch in Maßen, aber nicht paniert	
Eierspeisen mit Milch oder Milchprodukten, Gemüse oder Salat, Soufflé, Auflauf	Eierspeisen mit Auszugsmehlprodukten
Milchprodukte (Milch, Buttermilch, Molke, Dickmilch, Joghurt, Quarkspeisen ohne Zucker und Käse)	Fruchtjoghurt, Fruchtquark (enthalten im Fruchtanteil Fruchtzucker)
Milchzucker	Zucker (Haushaltszucker, Traubenzucker, Malzzucker, Rüben- und Rohrzucker), Bienenhonig
Zuckerfreie Getränke wie Mineralwasser, Kaffee, Tee, trockene Weine und Sekte in geringen Maßen	Gesüßte Getränke wie Limonaden, Cola, Nektare, Fruchtsaftgetränke, Obstsaft, süße Weine, Liköre, Bier usw.

Orientierungstabelle für die Diätphase

Rezepte

Die Gewichts- und Mengenangaben beziehen sich jeweils auf geschältes bzw. geputztes Gemüse.

Pikantes Müsli

ZUBEREITUNGSZEIT: CA. 15 MINUTEN
4 PORTIONEN

100 g Nackthafer (oder kernige Haferflocken)
20 g Sonnenblumenkerne
200 g Gurke
200 g Tomate
200 körniger Frischkäse (20 % Fett)
Meersalz, jodiert
Pfeffer, frisch gemahlen

1. Den Nackthafer durch die Flockenquetsche geben oder grob mahlen.
2. Den Hafer zusammen mit den Sonnenblumenkernen bei mäßiger Hitze in einer Pfanne ohne Fettzugabe leicht anbräunen und abkühlen lassen.
3. Die Gurke waschen, abtrocknen, halbieren, die Kerne entfernen, grob raspeln.
4. Die Tomaten waschen, abtrocknen und würfeln.
5. Gurken- und Tomatenwürfel unter den Frischkäse heben.
6. Die Gemüse-Käse-Mischung mit Salz und Pfeffer abschmecken.
7. Auf 4 Tellern anrichten und mit der Haferflocken-Sonnenblumenkern-Mischung bestreuen.

Nährwert pro Portion
189 kcal
795 kJ
11 g Eiweiß
6 g Fett
20 g Kohlenhydrate
1 g Balaststoffe
7 mg Cholesterin

TIP
Sie können noch fein gewürfelte Frühlingszwiebeln oder fein gehackte Kräuter untermischen.

Müsli mit Weizen- und Roggenkeimlingen

KEIMZEIT FÜR DEN WEIZEN UND DEN ROGGEN: 2–3 TAGE
ZUBEREITUNGSZEIT: CA. 15 MINUTEN
4 PORTIONEN

50 g Haselnußmus
1 El Zitronensaft
200 g Möhren
200 g Weizenkeimlinge
200 g Roggenkeimlinge
100 g körniger Frischkäse
1 El Dill, gehackt

1. Das Haselnußmus mit dem Zitronensaft verrühren.
2. Die Möhren putzen und grob raspeln.
3. Die Keimlinge gründlich waschen und abtropfen lassen.
4. Die Keimlinge und die Möhren unter die Nußsoße ziehen.
5. Das Müsli in 4 Portionsschälchen verteilen und mit dem Frischkäse und dem Dill garnieren.

Nährwert pro Portion
202 kcal
846 kJ
8 g Eiweiß
10 g Fett
18 g Kohlenhydrate
4 g Balaststoffe
3 mg Cholesterin

Gemüseaufstrich mit Nüssen

ZUBEREITUNGSZEIT: CA. 20 MINUTEN
ETWA 10 PORTIONEN

250 g Paprikaschoten
100 g Möhren
50 g Zwiebeln
1 Knoblauchzehe
50 g Butter
1–2 El Haselnüsse
1 Prise Kräutersalz, jodiert
½ Tl Thymian
1 El Dill, fein gehackt
2 El Petersilie, fein gehackt

1. Die Paprika putzen, das Innere entfernen.
2. Möhren putzen und fein würfeln, Zwiebeln und Knoblauch pellen, ebenfalls fein würfeln.
3. Möhren, Zwiebeln und Knoblauch in der Butter zugedeckt in etwa 10 Minuten weichdünsten. Etwas abkühlen lassen.
4. Haselnüsse fein reiben und zur Gemüsemischung geben.
5. Kräutersalz, Thymian, Dill und Petersilie zugeben, mit einem Mixstab pürieren und abschmecken.

Nährwert pro Portion
63 kcal
263 kJ
1 g Eiweiß
5 g Fett
2 g Kohlenhydrate
1 g Balaststoffe
12 mg Cholesterin

TIP
Im Kühlschrank hält sich dieser Brotaufstrich etwa 3 Tage.

Kartoffel-Kräuter-Creme

Zubereitungszeit: ca. 40 Minuten
etwa 10 Portionen

400 g Kartoffeln
100 g Zwiebeln
1 Knoblauchzehe
50 g Butter
100 g saure Sahne (10 % Fett)
2–3 El Schnittlauch, geschnitten
1 El Petersilie, frisch gehackt
½ El Basilikum, frisch gehackt
je 1 Prise Majoran, frisch gemahlenen Pfeffer, frisch geriebene Muskatnuß
Kräutersalz, jodiert

1. Die Kartoffeln in der Schale kochen oder dämpfen, noch heiß pellen und durch die Kartoffelpresse drücken oder mit einer Gabel fein zerkleinern.
2. Während die Kartoffeln garen, die Zwiebeln pellen und fein schneiden, Knoblauch pellen und durchpressen, beides in der Butter glasig dünsten, abkühlen lassen.
3. Die abgekühlten Zwiebeln, die saure Sahne und die gehackten Kräuter zur Kartoffelmasse geben.
4. Mit Majoran, Pfeffer, Muskat und Kräutersalz abschmecken. Die Masse auskühlen lassen.

Nährwert pro Portion
84 kcal
354 kJ
1 g Eiweiß
5 g Fett
8 g Kohlenhydrate
1 g Balaststoffe
15 mg Cholesterin

Dieser Brotaufstrich schmeckt am besten, nachdem er einige Stunden durchgezogen ist und kühl serviert wird. Im Kühlschrank hält er sich 2–3 Tage.

Tip

Als Variante können mit den Zwiebeln 150 g in Würfel geschnittene säuerliche Äpfel mitgedünstet werden.
Statt der Zwiebeln können auch sehr gut 150 g Gemüsewürfel oder 100 g Lauch gedünstet werden.

Dinkel-Hirse-Fladen

ZUBEREITUNGSZEIT: CA. 2½ STUNDEN
4 PORTIONEN

8 g Hefe
90 ml kaltes Wasser
½ Tl Meersalz, jodiert
150 g Dinkel, feingemahlen
30 g Hirse, feingemahlen
1 El weiche Butter
4 Blätter Basilikum
2 kleine Zweige Oregano
1 Knoblauchzehe
Fett für das Backblech
1 Tl Olivenöl zum Bestreichen

1. Die Hefe in Wasser auflösen. Das mit Salz vermischte Dinkel- und Hirsemehl zugeben, und das Ganze in der Küchenmaschine oder mit den Knethaken des Handrührers auf niedrigster Stufe kneten, bis der Teig Blasen wirft.
2. Die Butter unterkneten.
3. Den Teig mit Mehl bestäuben, abdecken und an einem warmen Ort gehen lassen, bis er das doppelte Volumen erreicht hat.
4. Den Teig zusammenkneten und dann wieder gehen lassen.
5. Basilikum und Oregano fein hacken, Knoblauch pellen und durchpressen.
6. Teig nochmals zusammenkneten, dabei die Kräuter und den Knoblauch mit einarbeiten.
7. Den Teig in 4 runde Fladen à 70 g mit 10 cm Durchmesser formen.
8. Die Fladen auf ein gefettetes Backblech legen und zugedeckt ca. 10–15 Minuten an einem warmen Ort gehen lassen.
9. Die Fladen mit dem etwas erwärmten Olivenöl bestreichen und auf der mittleren Schiene des auf 250° C vorgeheizten Backofens etwa 25–30 Minuten backen.
10. Die Fladen noch heiß oder lauwarm servieren.

Nährwert pro Portion
169 kcal
713 kJ
5 g Eiweiß
4 g Fett
27 g Kohlenhydrate
4 g Balaststoffe
5 mg Cholesterin

TIP
Stellen Sie ein mit heißem Wasser gefülltes feuerfestes Gefäß auf den Backofenboden. Der sich entwickelnde Dampf bekommt dem Gebäck besonders gut. Bei Hefeunverträglichkeit können Sie gefriergetrockneten Sauerteig verwenden.

Dinkel-Kräuter-Zöpfchen

ZUBEREITUNGSZEIT: CA. 2½ STUNDEN

10 g Hefe
115 ml kaltes Wasser
3 g Kräutersalz, jodiert
200 g Dinkel, feingemahlen
1 Tl Butter
3 El Kräuter wie Basilikum, Petersilie, Schnittlauch, frisch gehackt

1. Die Hefe im Wasser auflösen.
2. Mehl und Salz vermischen und zur eingeweichten Hefe geben.
3. Das Ganze in der Küchenmaschine oder mit den Knethaken des Handrührers auf niedrigster Stufe 10–15 Minuten kneten.
4. Die Butter schmelzen und unter den Teig arbeiten.
5. Den Teig abgedeckt an einem warmen Ort gehen lassen, bis er das doppelte Volumen erreicht hat.
6. Den Teig zusammenkneten, diesen Vorgang 2- bis 3mal wiederholen.
7. Beim letzten Zusammenkneten die Kräuter unter den Teig arbeiten.
8. Den Teig in 3 etwa 110 g schwere Stücke auswiegen und zu 25 cm langen Strängen formen. Die drei Teigstränge zu einem Zopf flechten und auf ein gefettetes Backblech setzen.
9. Den Zopf abdecken und an einem warmen Ort nochmals bis zur doppelten Größe aufgehen lassen.
10. Das Dinkel-Kräuter-Zöpfchen im auf 220° C vorgeheizten Backofen auf der mittleren Schiene ca. 25–30 Minuten backen.

Nährwert pro Portion
74 kcal
313 kJ
2 g Eiweiß
1 g Fett
12 g Kohlenhydrate
2 g Balaststoffe
2 mg Cholesterin

TIP

Stellen Sie ein mit heißem Wasser gefülltes feuerfestes Gefäß auf den Backofenboden. Der sich entwickelnde Dampf bekommt dem Gebäck besonders gut. Statt eines Zopfes können Sie auch einfach ein Baguette backen.
Bei Hefeunverträglichkeit können Sie gefriergetrockneten Sauerteig verwenden.

Vollkornbrötchen in verschiedenen Geschmacksrichtungen

Zubereitungszeit: ca. 2½ Stunden
10 Stück

Für den Teig:
15 g Hefe
200 ml kaltes Wasser
4–5 g Meersalz, jodiert
300 g Weizen, feingemahlen
Fett für das Backblech

Zum Bestreuen:
Sesam, Mohn, Kümmel, Leinsamen, Sonnenblumenkerne, provenzalische Kräutermischung oder geriebener Käse

Zum Unterarbeiten:
Nüsse, Ölsaaten o.ä.

1. Die Hefe in Wasser auflösen. Das mit Salz vermischte Weizenvollkornmehl dazugeben, und das Ganze in der Küchenmaschine oder mit den Knethaken des Handrührers auf niedrigster Stufe etwa 15–20 Minuten kneten.
2. Den Teig abgedeckt an einem warmen Ort gehen lassen, bis er das doppelte Volumen erreicht hat.
3. Dann zusammenkneten. Diesen Vorgang 2- bis 3mal wiederholen.
4. Inzwischen den Backofen auf 250° C vorheizen.
5. Den Teig zusammenkneten. Je nach Geschmack Nüsse, Ölsaaten o.ä. untermischen. Den Teig zu einem Strang formen. 10 etwa 50 g schwere Stücke abteilen und zu Brötchen formen.
6. Die Brötchen mit Wasser bestreichen, in die gewünschten Gewürze oder Samen tauchen und auf ein gefettetes Backblech setzen.
7. Die Brötchen wieder abdecken und nochmals an einem warmen Ort bis zur doppelten Größe gehen lassen.
8. Die Brötchen im vorgeheizten Backofen bei 250° C etwa 20–25 Minuten backen.

Nährwert pro Portion
113 kcal
481 kJ
4 g Eiweiß
2 g Fett
18 g Kohlenhydrate
3 g Balaststoffe
0 mg Cholesterin

Tip
Stellen Sie ein mit heißem Wasser gefülltes feuerfestes Gefäß auf den Backofenboden. Der sich entwickelnde Dampf bekommt dem Gebäck besonders gut. Bei Hefeunverträglichkeit können Sie gefriergetrockneten Sauerteig verwenden.

Dinkelvollkornbrötchen mit Walnüssen und Selleriequark

Zubereitungszeit: ca. 15 Minuten
4 Portionen

100 g Staudensellerie
1 Tl Zitronensaft
100 g Quark (40 % Fett)
4 Dinkelvollkornbrötchen à 60 g
Selleriesalz
schwarzer Pfeffer, frisch gemahlen
1 Zweig Selleriegrün
60 g Walnußkerne

1. Sellerie putzen und in feine Scheiben schneiden.
2. Sellerie mit dem Zitronensaft vermischen und unter den Quark heben.
3. Die Dinkelbrötchen aufschneiden, mit dem Selleriequark bestreichen und mit Selleriesalz und Pfeffer würzen.
4. Das Selleriegrün und die Walnüsse fein hacken, und die Brötchen damit bestreuen.

Nährwert pro Portion
279 kcal
1178 kJ
10 g Eiweiß
13 g Fett
28 g Kohlenhydrate
4 g Balaststoffe
9 mg Cholesterin

Vollkornbaguette mit Lachs und Kresse

ZUBEREITUNGSZEIT: CA. 15 MINUTEN
4 PORTIONEN

4 Vollkornbaguettes mit Sesam à 60 g
80 g Doppelrahmfrischkäse
1 Beet Kresse
200 g Räucherlachs (etwa 8 Scheiben)
50 g rote Zwiebeln
1 Zweig Dill

1. Die Vollkornbaguettes aufschneiden, mit dem Frischkäse bestreichen.
2. Kresse waschen, gut abtropfen lassen, und die Baguettes damit bestreuen.
3. Den Lachs darauf verteilen.
4. Die Zwiebel pellen, in feine Ringe schneiden und auf den Lachs legen.
5. Anschließend die Baguettes mit dem Dill garnieren.

Nährwert pro Portion
288 kcal
1214 kJ
18 g Eiweiß
12 g Fett
26 g Kohlenhydrate
4 g Balaststoffe
21 mg Cholesterin

Vollkornfladenbrot mit Mozzarella, Tomaten und Rettichsprossen

KEIMZEIT DER RETTICHSPROSSEN: 4–5 TAGE
ZUBEREITUNGSZEIT: CA. 5 MINUTEN
4 PORTIONEN

4 Vollkornfladenbrote à 60 g
1 El Senf (ohne Zucker)
100 g Mozzarella
Kräutersalz, jodiert
200 g Tomaten
20 g Rettichsprossen

1. Die Vollkornfladenbrote halbieren und mit dem Senf bestreichen.
2. Den Mozzarella in Scheiben schneiden, die Brote damit belegen und mit Kräutersalz würzen.
3. Tomaten waschen, abtrocknen, in Scheiben schneiden und über die Käsescheiben legen.
4. Die Rettichsprossen gründlich waschen, abtropfen lassen und die Brote damit bestreuen.

Nährwert pro Portion
225 kcal
951 kJ
8 g Eiweiß
9 g Fett
26 g Kohlenhydrate
4 g Balaststoffe
26 mg Cholesterin

TIP
Anstelle der Rettichsprossen können Sie auch fein gehacktes Zwiebelgrün verwenden.

Vollkornsesamfladenbrote mit Frischkäse und rotem Rettich

ZUBEREITUNGSZEIT: CA. 10 MINUTEN
4 PORTIONEN

4 Vollkornsesamfladenbrote à 60 g
4 Kopfsalatblätter
200 g roter Rettich
50 g Zwiebeln
100 g Doppelrahmfrischkäse mit Kräutern
50 g Magerquark
Kräutersalz, jodiert
schwarzer Pfeffer, frisch gemahlen
1 El Schnittlauchröllchen

1. Die Fladenbrote aufschneiden und mit den Salatblättern belegen.
2. Den Rettich schälen und in Scheiben schneiden.
3. Zwiebeln pellen und in Scheiben schneiden.
4. Den Frischkäse mit dem Quark vermischen und mit Kräutersalz und Pfeffer würzen.
5. Die Käsecreme auf die Salatblätter geben und mit den Rettich- und Zwiebelscheiben belegen.
6. Die Schnittlauchröllchen darüberstreuen.

Nährwert pro Portion
268 kcal
1133 kJ
11 g Eiweiß
11 g Fett
29 g Kohlenhydrate
4 g Balaststoffe
26 mg Cholesterin

TIP
Anstelle von Rettich können Sie auch Tomaten oder Gurken verwenden.

Kartoffelsuppe mit gekeimten roten Berglinsen

ZUBEREITUNGSZEIT: CA. 30 MINUTEN
4 PORTIONEN

40 g Zwiebeln
60 g Möhren
60 g Sellerie
60 g Lauch
1 El Butter
800 ml Gemüsebrühe
240 g Kartoffeln
1 kleines Lorbeerblatt
Meersalz, jodiert
2 Msp. Pfeffer, frisch gemahlen
1 Msp. Muskatnuß, frisch gerieben
80 g Berglinsen, gekeimt
je 1/4 Tl Majoran, Liebstöckel und glatte Petersilie, frisch gehackt

1. Die Zwiebel pellen und würfeln, Möhren, Sellerie und Lauch putzen und fein würfeln.
2. Die Zwiebel- und Gemüsewürfel in der warmen Butter in einem Topf anschwitzen.
3. Kartoffeln schälen und würfeln.
4. Kartoffeln, Gemüsebrühe, Lorbeerblatt, Meersalz, Pfeffer und Muskat zur Zwiebel-Gemüse-Mischung geben, und das Ganze fertiggaren. Das Lorbeerblatt entfernen.
5. 1/3 der Suppe mit dem Pürierstab mixen, zur übrigen Suppe zurückgeben.
6. Die Suppe nochmals abschmecken, dann die Linsenkeimlinge einstreuen und 2 Minuten kochen lassen.
7. Die Suppe mit den Kräutern garnieren.

Nährwert pro Portion
125 kcal
530 kJ
4 g Eiweiß
4 g Fett
16 g Kohlenhydrate
3,5 g Balaststoffe
7 mg Cholesterin

Sauerampfer-Naturreis-Suppe

ZUBEREITUNGSZEIT: CA. 20 MINUTEN
4 PORTIONEN

60 g Zwiebel
1 Tl Butter
50 g Naturreis, feingemahlen
1 l Gemüsebrühe
2 Tl Sesamsamen
1 Bund Sauerampfer
Meersalz, jodiert
Muskatnuß, frisch gerieben
4 El saure Sahne (10 % Fett)

1. Zwiebel pellen, fein würfeln und in der mäßig heißen Butter anschwitzen.
2. Reismehl einstreuen und kurz mitschwitzen.
3. Die Gemüsebrühe zugeben und aufkochen. Die Suppe bei geringer Hitzezufuhr etwa 10 Minuten kochen lassen. Dabei ab und zu umrühren.
4. Inzwischen die Sesamsamen bei mäßiger Hitze in einer Pfanne ohne Fettzugabe leicht rösten.
5. Den Sauerampfer waschen, von den groben Stielen befreien, grob hacken und zur Suppe geben.
6. Die Suppe pürieren und mit Meersalz und Muskat abschmecken.
7. Die saure Sahne unterrühren. Die Suppe in vorgewärmte Suppentassen füllen und mit den Sesamsamen bestreuen.

Nährwert pro Portion
106 kcal
445 kJ
4 g Eiweiß
4 g Fett
13 g Kohlenhydrate
1 g Balaststoffe
6 mg Cholesterin

TIP
Die saure Sahne und die Sesamsamen können Sie durch 1 Tl Sesamöl ersetzen.

Zwiebelsuppe mit geröstetem Hafer

Zubereitungszeit: ca. 20 Minuten
4 Portionen

80 g Schalotten
1 Knoblauchzehe
1 El Butter
200 g Frühlingszwiebeln
Pfeffer, frisch gemahlen
800 ml Gemüsebrühe
40 g Hafer, geschrotet und leicht gebräunt
80 g Crème fraîche
1 Tl Koriander- oder Petersilienblätter, frisch gehackt

1. Die Schalotten pellen und würfeln, die Knoblauchzehe ebenfalls pellen und durchpressen, beides in der mäßig warmen Butter anschwitzen.
2. Die Frühlingszwiebeln waschen, kleinschneiden und zu der Schalotten-Zwiebel-Mischung geben, mit Meersalz und wenig Pfeffer würzen und mit der Gemüsebrühe ablöschen.
3. Den Haferschrot unter die Suppe rühren.
4. Die Suppe aufkochen, dabei ab und zu umrühren und etwa 5 Minuten quellen lassen. Das Gemüse soll noch leicht Biß haben.
5. Die Crème fraîche unter die Suppe ziehen
6. Die Suppe mit den Koriander- oder Petersilienblättern garnieren.

Nährwert pro Portion
166 kcal
698 kJ
3 g Eiweiß
11 g Fett
13 g Kohlenhydrate
1 g Balaststoffe
7 mg Cholesterin

Tip

Die Suppe dickt bei längerem Stehenlassen etwas an, eventuell mit Gemüsebrühe verdünnen.

Möhren-Sellerie-Frischkost auf jungem Blattspinat

ZUBEREITUNGSZEIT: CA. 20 MINUTEN
4 PORTIONEN

FÜR DIE MÖHREN-SELLERIE-FRISCHKOST:
1 El Zitronensaft
4 El Sahne
Pfeffer, frisch gemahlen
Meersalz, jodiert
1 Tl Pfefferminzblätter
300 g Möhren
150 g Knollensellerie

FÜR DEN SPINATSALAT:
1 El Apfelessig
2 El Sonnenblumenöl, kaltgepreßt
Meersalz, jodiert
Pfeffer, frisch gemahlen
100 g junger Blattspinat
1 Frühlingszwiebel
1 Tl Kürbiskerne

1. Für die Möhren-Sellerie-Frischkost den Zitronensaft und die Sahne verrühren und mit den Gewürzen abschmecken.
2. Die Pfefferminzblätter unter die Soße ziehen.
3. Möhren und Sellerie mittelgrob hacken und mit der Soße vermischen.
4. Für den Spinatsalat den Apfelessig mit dem Öl verrühren und mit Meersalz und Pfeffer abschmecken.
5. Die gewaschenen Spinatblätter mit der Apfelessigsoße vermischen und auf 4 Teller verteilen.
6. Die Frühlingszwiebel putzen, in feine Streifen schneiden und darüber streuen.
7. Die Möhren-Sellerie-Frischkost auf dem Spinat anrichten und mit den Kürbiskernen garnieren.

Nährwert pro Portion
140 kcal
588 kJ
3 g Eiweiß
9 g Fett
11 g Kohlenhydrate
3 g Balaststoffe
10 mg Cholesterin

TIP
Bei der Möhren-Sellerie-Frischkost können Sie die Sahne durch Öl und den Sellerie durch andere Gemüse wie z.B. Kürbis, weiße Rüben, Weißkohl oder Rotkohl ersetzen.

Rettich-Gurken-Frischkost auf Friséesalat

Zubereitungszeit: ca. 20 Minuten
4 Portionen

Für die Sosse:
80 g saure Sahne (10 % Fett)
40 g Joghurt (1,5 % Fett)
1 Tl Obstessig
1 Tl mittelscharfer Senf (ohne Zucker)
Kräutersalz, jodiert, nach Geschmack

Für den Salat:
400 g Rettich
400 g Gurke
½ Friséesalat
je 1 El Dill, Petersilie und Borretsch, frisch gehackt
½ Beet Kresse oder entsprechende Menge Rettichsprossen

1. Die saure Sahne mit Joghurt, Essig, Senf und Kräutersalz im Mixer verrühren.
2. Rettich putzen, Gurke eventuell schälen, beides grob raspeln.
3. Friséesalat putzen und in einzelne Blätter zerpflücken.
4. Die Rettich- und Gurkenraspel auf dem Friséesalat verteilen.
5. Den Salat mit der Soße überziehen und mit den Kräutern und der Kresse oder den Rettichsprossen garnieren.

Nährwert pro Portion
51 kcal
213 kJ
3 g Eiweiß
3 g Fett
3,5 g Kohlenhydrate
2 g Balaststoffe
8 mg Cholesterin

Champignon-Paprika-Salat mit Schafskäse und Oliven

ZUBEREITUNGSZEIT: CA. 25 MINUTEN
4 PORTIONEN

100 g Zwiebeln
1 Knoblauchzehe
1 El Olivenöl, kaltgepreßt
200 g gelbe Paprika, in 2 x 2 cm große Würfel geschnitten
200 g rote Paprika, in 2 x 2 cm große Würfel geschnitten
200 g grüne Paprika, in 2 x 2 cm große Würfel geschnitten
50 ml Gemüsebrühe
Meersalz, jodiert
Pfeffer, frisch gemahlen
1 El Balsamessig
120 g Steinchampignons
½ Tl Zitronensaft
Kräutersalz, jodiert
1 El glatte Petersilie, frisch gehackt
1 El Basilikum, frisch gehackt
40 g Schafskäse
40 g schwarze Oliven

1. Zwiebeln pellen und würfeln, Knoblauch pellen und durchpressen, beides in mäßig heißem Olivenöl andünsten.
2. Die Paprikawürfel zugeben und mit anschwitzen.
3. Gemüsebrühe angießen, und die Paprika bißfest dünsten.
4. Das Gemüse mit Meersalz, Pfeffer und Balsamessig würzen und im Sud erkalten lassen.
5. Die Steinchampignos putzen, in Scheiben schneiden, mit Zitronensaft beträufeln und mit Kräutersalz und Pfeffer würzen.
6. Die Kräuter unter die Pilze mischen, das Ganze unter die Paprikawürfel heben.
7. Den Schafskäse über den Salat raspeln.
8. Den Salat mit Oliven garnieren.

Nährwert pro Portion
129 kcal
539 kJ
5 g Eiweiß
7 g Fett
10 g Kohlenhydrate
5 g Balaststoffe
6 mg Cholesterin

TIP
Dazu passen Dinkel-Kräuter-Zöpfchen (Rezept S. 53) oder Vollkornbrötchen (Rezept S. 54).

Gurkensalat mit Mandeldressing

ZUBEREITUNGSZEIT: CA. 15 MINUTEN
4 PORTIONEN

600 g Salatgurke
Pfeffer, frisch gemahlen
Meersalz, jodiert
40 g Mandelmus
1 Knoblauchzehe
30 ml Gemüsebrühe
1 Tl Zitronensaft
1 El Schnittlauch in Röllchen
10 g Sonnenblumenkeimlinge

1. Die Gurke eventuell schälen, in 3 mm dicke Scheiben schneiden, schuppenförmig anrichten und mit Pfeffer und Salz bestreuen.
2. Mit dem Pürierstab das Mandelmus mit der gepellten und durchgepreßten Knoblauchzehe, der Gemüsebrühe und dem Zitronensaft aufschlagen und mit Salz und Pfeffer abschmecken.
3. Die Paste über die Gurken verteilen.
4. Den Salat mit Schnittlauchröllchen und Sonnenblumenkeimlingen bestreuen.

Nährwert pro Portion
90 kcal
372 kJ
3 g Eiweiß
7 g Fett
3 g Kohlenhydrate
2 g Balaststoffe
0 mg Cholesterin

TIP
Dazu passen Vollkornbrötchen (Rezept S. 54).

Kohlrabi-Kichererbsen-Salat

Zubereitungszeit: ca. 30 Minuten
4 Portionen

Für die Soße:
4 El saure Sahne (10 % Fett)
1 El Zitronensaft
½ Tl Curry
Meersalz, jodiert
Pfeffer, frisch gemahlen

Für den Salat:
400 g Kohlrabi (ca. 2 Stück)
200 g Kichererbsensprossen
150 g rote Paprikaschoten
150 g Fenchel
1 El Mandelsplitter
2 El kleine Kohlrabiblätter, fein gehackt

1. Die saure Sahne mit Zitronensaft, Curry, Meersalz und Pfeffer zu einer sämigen Soße verrühren.
2. Die Kohlrabi schälen, grob raspeln. Kichererbsensprossen blanchieren und zusammen mit dem Kohlrabi unter die Soße heben.
3. Die Paprikaschoten waschen, das Innere entfernen. Fenchel putzen.
4. Die Paprikaschoten und den Fenchel fein würfeln und ebenfalls unter den Salat mischen.
5. Mandelsplitter in einer Pfanne leicht anbräunen.
6. Den Salat nochmals abschmecken und mit den Mandelsplittern und dem gehackten Kohlrabigrün bestreuen.

Nährwert pro Portion
109 kcal
454 kJ
6 g Eiweiß
4 g Fett
11 g Kohlenhydrate
3 g Balaststoffe
7 mg Cholesterin

Tip
Anstelle der sauren Sahne können Sie auch Öl verwenden. Das Gemüse kann z.B. durch Bleichsellerie, Blumenkohl, Chicorée oder Zucchini ersetzt werden.

Buntes Bohnengemüse

ZUBEREITUNGSZEIT: CA. 50 MINUTEN
4 PORTIONEN

200 g rote Bohnen
80 g Möhren
80 g Knollensellerie
80 g Lauch
1 l Gemüsebrühe, ungesalzen
140 g Maiskörner, frisch oder tiefgekühlt
60 g Zwiebeln
180 g Kartoffeln
1 El Olivenöl, kaltgepreßt
1 Knoblauchzehe
1 El Bohnenkraut, gehackt
Pfeffer, frisch gemahlen
Meersalz, jodiert
Muskatnuß, frisch gerieben
2 El glatte Petersilie, gehackt
40 g saure Sahne (10 % Fett)

1. Die Bohnen waschen, Möhren, Sellerie und Lauch putzen und fein würfeln. Je ein El Möhren, Sellerie und Lauch zu den Bohnen geben, und alles in der Gemüsebrühe etwa 30 Minuten kochen. Zwischendurch abschäumen.
2. Zwiebeln pellen, Kartoffeln schälen. Beides in kleine Würfel schneiden.
3. Zwiebeln in Olivenöl anbraten, Knoblauch pellen und dazupressen. Restliche Gemüsewürfel dazugeben und mit anschwitzen. Mit Bohnenkraut und Pfeffer würzen, und alles zusammen mit den Kartoffelwürfeln zum Bohnengemüse geben.
4. Das Gemüse zugedeckt nochmals 15 Minuten kochen lassen. Eventuell noch etwas Gemüsebrühe zufügen.
5. Maiskörner dazugeben und nochmals aufkochen lassen. Mit Meersalz und Muskat abschmecken.
6. Mit gehackter Petersilie und der sauren Sahne garnieren.

Nährwert pro Portion
302 kcal
1263 kJ
15 g Eiweiß
6 g Fett
47 g Kohlenhydrate
9 g Balaststoffe
3 mg Cholesterin

TIP

Das Gemüse wird etwas sämiger, wenn Sie einen Teil mit dem Pürierstab pürieren und dann die saure Sahne unterheben.
Die roten Bohnen können Sie durch Kichererbsen ersetzen. Als Gemüse dann nicht Möhren, Sellerie und Lauch, sondern Pastinaken und als Gewürz Curry, etwas Ingwer und Tahin (Sesammus) verwenden.

Zucchini auf Vollkornbaguette überbacken

ZUBEREITUNGSZEIT: CA. 20 MINUTEN
4 PORTIONEN

200 g Zucchini
60 g Zwiebeln
1 Knoblauchzehe
1 Tl Olivenöl, kaltgepreßt
Kräutermeersalz, jodiert
schwarzer Pfeffer, frisch gemahlen
100 g Emmentaler
1 El Basilikum, frisch gehackt
4 Vollkornbaguettes à 60 g

1. Die Zucchini waschen und grob raspeln.
2. Die Zwiebeln und den Knoblauch pellen und fein hacken.
3. Zwiebeln und Knoblauch in mäßig heißem Olivenöl andünsten. Die Zucchini dazugeben und 2 Minuten mitdünsten.
4. Mit wenig Kräutersalz und Pfeffer würzen. Die Masse abkühlen lassen.
5. Den Emmentaler reiben, mit dem Basilikum vermischen und unter das Gemüse heben.
6. Die Gemüse-Käse-Mischung auf die halbierten Vollkornbaguettes verteilen und im Grill oder im heißen Ofen bei 200° C solange überbacken, bis der Käse zu schmelzen beginnt.

Nährwert pro Portion
250 kcal
1056 kJ
12 g Eiweiß
9 g Fett
27 g Kohlenhydrate
3 g Balaststoffe
26 mg Cholesterin

TIP
Dazu schmeckt Kohlrabi-Kichererbsen-Salat sehr gut (Rezept S. 66).

Hartweizenspaghetti in Tomatensoße mit Basilikum

ZUBEREITUNGSZEIT: CA. 25 MINUTEN
4 PORTIONEN

100 g Zwiebeln
1 Knoblauchzehe
1 El Olivenöl, kaltgepreßt
80 g Grünkern, grob geschrotet
25 g Tomatenmark
100 ml Gemüsebrühe
400 g Tomaten
Pfeffer, frisch gemahlen
Oregano
Thymian
Meersalz, jodiert
250 g Hartweizenvollkornspaghetti
50 g Parmesan, frisch gerieben
1 Tl Basilikum, frisch gehackt

1. Zwiebeln pellen und fein würfeln, Knoblauch pellen und durchpressen, beides in Olivenöl anschwitzen.
2. Den Grünkernschrot hinzufügen und 5 Minuten mitdünsten.
3. Das Tomatenmark hinzufügen, kurz mitdünsten.
4. Mit der Gemüsebrühe ablöschen, die Soße etwas einkochen lassen.
5. Die Tomaten würfeln und zur Soße geben.
6. Mit wenig Pfeffer, Oregano und Thymian würzen.
7. Die Soße bei geschlossenem Deckel bei geringer Hitze 10 Minuten kochen lassen, dabei öfter umrühren.
8. Inzwischen die Spaghetti nach Packungsanweisung kochen.
9. Die Soße nochmals abschmecken und über die abgetropften Spaghetti geben.
10. Den Parmesan mit dem Basilikum vermischen und über die Spaghetti streuen.

Nährwert pro Portion
382 kcal
1597 kJ
15 g Eiweiß
7 g Fett
55 g Kohlenhydrate
10 g Balaststoffe
5 mg Cholesterin

TIP
Dazu paßt Tomatensalat mit Mozzarella und Oliven.

Champignon-Rotbarsch auf Bohnen-Kartoffel-Gemüse

Einweichzeit: 6–8 Stunden
Zubereitungszeit: ca. 60 Minuten
4 Portionen

Für das Kartoffel-Bohnen-Gemüse:
120 g weiße Bohnenkerne
600 ml Gemüsebrühe, ungesalzen
1 Lorbeerblatt
700 g Kartoffeln
Meersalz, jodiert
1 Tl Liebstöckel, frisch gehackt
1 El Apfelessig

Für den Fisch:
400 g Rotbarschfilet
Meersalz, jodiert
Pfeffer, frisch gemahlen
2 El glatte Petersilie, frisch gehackt

Für das Champignongemüse:
100 g Zwiebel, fein gehackt
1 Knoblauchzehe, durchgepreßt
50 g Knollensellerie, fein gewürfelt
50 g Möhren, fein gewürfelt
1 Tl Olivenöl, kaltgepreßt
Meersalz, jodiert
Pfeffer, frisch gemahlen
200 g Steinchampignons, geputzt und in Viertel geschnitten

1. Die Bohnen verlesen, waschen und in der Gemüsebrühe 6–8 Stunden einweichen. Dann mit dem Lorbeerblatt aufkochen, zwischendurch abschäumen. Die Bohnen im geschlossenen Topf etwa 45 Minuten kochen lassen.
2. Kartoffeln schälen, in kleine Würfel schneiden und nach einer halben Stunde Kochzeit zu den Bohnen geben. Eventuell noch etwas Gemüsebrühe zufügen. Das Kartoffel-Bohnen-Gemüse mit Meersalz, Liebstöckel und Apfelessig abschmecken.
3. Die Fischfilets waschen, trockentupfen, mit Meersalz und Pfeffer würzen und auf das Bohnengemüse legen.
4. Zwiebeln, Knoblauch, Sellerie und Möhren in Olivenöl andünsten, dann Pilze dazugeben und 2 Minuten mitdünsten.
5. Champignongemüse salzen und pfeffern und über den Fisch geben.
6. Das Fischgericht etwa 10–15 Minuten dünsten, bis der Fisch gar ist. Vor dem Servieren mit glatter Petersilie bestreuen.

Nährwert pro Portion
367 kcal
1537 kJ
31 g Eiweiß
6 g Fett
48 g Kohlenhydrate
10 g Balaststoffe
38 mg Cholesterin

Scholle auf Kartoffelsalat mit Linsenkeimlingen

ZUBEREITUNGSZEIT: CA. 35 MINUTEN
4 PORTIONEN

FÜR DEN KARTOFFEL-LINSEN-SALAT
30 g Zwiebel
1 Knoblauchzehe
1 Tl Olivenöl, kaltgepreßt
2 El Apfelessig
100 g Linsenkeimlinge
2 El Sonnenblumenöl, kaltgepreßt
1 Tl Senf (ohne Zucker)
150 ml heiße Gemüsebrühe
640 g Pellkartoffeln, geschält und in dünne Scheiben geschnitten
Pfeffer, frisch gemahlen
Meersalz, jodiert
100 g Tomate, gewürfelt
1 El glatte Petersilie, frisch gehackt

FÜR DEN FISCH:
400 g Schollenfilet
Zitronensaft
Meersalz, jodiert
Pfeffer, frisch gemahlen
20 g Hafer, gemahlen
10 g Butterschmalz
1 Frühlingszwiebel, in feine Streifen geschnitten

1. Zwiebel und Knoblauch pellen, Zwiebel fein würfeln, Knoblauch durchpressen. Beides in Olivenöl anschwitzen.
2. Die Linsenkeimlinge dazugeben, mit 1 El Apfelessig ablöschen, das Ganze einmal aufkochen lassen.
3. Für die Soße das Sonnenblumenöl mit dem Senf und der heißen Gemüsebrühe verrühren.
4. Die Kartoffelscheiben in die Soße geben und mit Salz, Pfeffer und dem restlichen Apfelessig abschmecken.
5. Die Linsenkeimlinge und die Tomatenwürfel vorsichtig untermischen. Den Salat mit Petersilie garnieren. Der Salat soll lauwarm sein.
6. Die Schollenfilets waschen, trockentupfen und mit dem Zitronensaft beträufeln.
7. Die Filets salzen und pfeffern, im Hafermehl wenden und in mäßig heißem Butterschmalz braten.
8. Die Schollenfilets auf dem noch warmen Kartoffelsalat anrichten und mit den Frühlingszwiebeln garnieren.

Nährwert pro Portion
337 kcal
1412 kJ
24 g Eiweiß
10 g Fett
37 g Kohlenhydrate
3 g Balaststoffe
57 mg Cholesterin

Deftiger Gemüseeintopf mit Lamm

Einweichzeit: 6–8 Stunden
Zubereitungszeit: ca. 70 Minuten
4 Portionen

80 g weiße Bohnenkerne
320 ml Wasser
200 g Lammschulter
Meersalz, jodiert
Pfeffer, frisch gemahlen
½ Tl Curry
1 Tl Kokosfett, ungehärtet
80 g Zwiebeln
1 Knoblauchzehe
80 g Naturreis
200 ml Gemüsebrühe, ungesalzen
200 g Auberginen
Kräutersalz, jodiert
Zitronensaft
300 g rote und grüne Paprika
200 g gelbe Zucchini
1 Tl Olivenöl, kaltgepreßt
½ Tl Ingwer, frisch gerieben
1 Tl glatte Petersilie, frisch gehackt

1. Bohnenkerne waschen und über Nacht einweichen.
2. Lammfleisch grob würfeln, mit wenig Meersalz, Pfeffer und Curry würzen. Das Fleisch 5 Minuten in Kokosfett anbraten.
3. Zwiebeln pellen und fein würfeln, Knoblauch pellen und durchpressen. Beides zusammen mit den Bohnenkernen und dem gewaschenen Reis zum Fleisch geben. Die heiße Gemüsebrühe angießen, aufkochen lassen, und alles bei geringer Hitzezufuhr 50–60 Minuten garen. Eventuell noch etwas Gemüsebrühe nachgießen.
4. Auberginen waschen und grob würfeln. Mit Kräutersalz würzen, mit Zitronensaft beträufeln und 10 Minuten ziehen lassen.
5. Paprika und Zucchini putzen und grob würfeln.
6. Olivenöl erhitzen und darin zuerst die Auberginen, dann die Paprika und zum Schluß die Zucchini anbraten und bißfest garen.
7. Das Gemüse mit Kräutersalz, Pfeffer und Ingwer würzen und locker unter den Eintopf mischen.
8. Den Eintopf kräftig abschmecken und mit Petersilie bestreuen.

Nährwert pro Portion
361 kcal
1513 kJ
21 g Eiweiß
11 g Fett
39 g Kohlenhydrate
14 g Balaststoffe
35 mg Cholesterin

Tip
Das Gericht schmeckt auch mit Rindfleisch sehr gut.

Kartoffel-Kichererbsen-Gemüse mit Rinderroulade

ZUBEREITUNGSZEIT: CA. 70 MINUTEN
4 PORTIONEN

FÜR DIE ROULADEN:
100 g Zwiebeln, gehackt
1 Knoblauchzehe, durchgepreßt
1 Tl Butter
20 g Schafskäse, fein gerieben
4 Rinderrouladen à 80 g
Meersalz, jodiert
Pfeffer, frisch gemahlen
mittelscharfer Senf (ohne Zucker)
1 Zucchini (ca. 100 g)
1 Tl Kokosfett, ungehärtet
1 El Tomatenmark
200 ml Gemüsebrühe
eventuell Biobin (Soßenbinder)

FÜR DAS GEMÜSE:
100 g Möhren, gewürfelt
100 g Sellerie, gewürfelt
640 g Kartoffeln, geschält und geviertelt
100 ml Gemüsebrühe
120 g Kichererbsenkeimlinge
Kräutersalz, jodiert
Pfeffer, frisch gemahlen
Bohnenkraut
Muskatnuß, frisch gerieben
¼ Tl Majoran
1 Tl glatte Petersilie, frisch gehackt

1. Zwiebeln und Knoblauch in heißer Butter andünsten und dann abkühlen lassen.
2. Den Schafskäse untermischen.
3. Die Rouladen mit Meersalz und Pfeffer würzen. Zuerst mit Senf und anschließend mit der Zwiebelmischung bestreichen.
4. Die Zucchini der Länge nach vierteln, die Stifte auf die Käsemischung legen, das Fleisch zusammenrollen, und die Enden mit Zahnstochern feststecken.
5. Die Rouladen rundherum in heißem Kokosfett anbraten. Das Tomatenmark zugeben, die Gemüsebrühe angießen, und alles etwa 45 Minuten garen.
6. Die Soße mit dem Pürierstab aufschlagen, eventuell mit etwas Biobin binden.
7. Gemüse und Kartoffeln in der Gemüsebrühe bißfest garen. Kurz vor Garende die Kichererbsenkeime zugeben und 3 Minuten mitkochen.
8. Das Gemüse mit Kräutersalz, Pfeffer, Bohnenkraut, Muskatnuß und Majoran kräftig abschmecken.
9. Rouladen auf dem Gemüse anrichten, mit Soße überziehen und mit Petersilie bestreuen.

Nährwert pro Portion
90 kcal
372 kJ
3 g Eiweiß
7 g Fett
3 g Kohlenhydrate
2 g Balaststoffe
0 mg Cholesterin

Grünkernrisotto

ZUBEREITUNGSZEIT: CA. 45 MINUTEN
4 PORTIONEN

180 g Grünkern
600 ml Gemüsebrühe, ungesalzen
300 g gemischtes Gemüse (Lauch, Sellerie, Möhren)
2 El Tomatenmark
Meersalz, jodiert
60 g Zwiebeln
1 Knoblauchzehe
200 g Steinchampignons
1 El Sesamöl, kaltgepreßt
Pfeffer, frisch gemahlen
20 g Parmesan, frisch gerieben
1 El frischer Estragon, gehackt

1. Den Grünkern waschen und in der Gemüsebrühe aufkochen.
2. Gemüse putzen, fein würfeln und ebenfalls in die Brühe geben.
3. Den Grünkern bei geringer Hitzezufuhr in etwa 30 Minuten garkochen.
4. Wenn die Körner zu platzen beginnen, das Tomatenmark unterheben und mit wenig Meersalz würzen.
5. Den Risotto auf der ausgeschalteten Herdplatte noch etwas nachquellen lassen.
6. Inzwischen Zwiebeln und Knoblauch pellen. Die Zwiebel fein würfeln, den Knoblauch durchpressen.
7. Die Steinchampignons putzen und in Scheiben schneiden.
8. Zwiebeln und Knoblauch in mäßig heißem Sesamöl anschwitzen. Die Pilze dazugeben und etwa 3 Minuten mitschmoren lassen.
9. Die Pilze mit Meersalz und Pfeffer würzen und unter den Grünkernrisotto mischen.
10. Parmesan und Estragon vermischen und das Gericht damit bestreuen.

Nährwert pro Portion
259 kcal
1088 kJ
10 g Eiweiß
7 g Fett
39 g Kohlenhydrate
3 g Balaststoffe
5 mg Cholesterin

Kürbisgratin mit Mandeln

ZUBEREITUNGSZEIT: CA. 45 MINUTEN
4 PORTIONEN

250 ml Vollmilch
60 g Maisgrieß
20 g Zwiebeln
1 El Olivenöl, kaltgepreßt
Meersalz, jodiert
Muskatnuß, frisch gerieben
½ Tl Curry
40 g Mandeln
200 g Kürbis
1 Tl Ingwer, frisch gerieben
½ Tl unbehandelte Zitronenschale, frisch gerieben
1 Ei
Kokosfett für die Form

1. Die Milch zum Kochen bringen, den Maisgrieß einstreuen, aufkochen lassen und bei geringer Hitzezufuhr etwa 5 Minuten quellen lassen. Den Maisbrei auf der ausgeschalteten Herdplatte nachquellen lassen.
2. Inzwischen die Zwiebel pellen und würfeln, in Olivenöl andünsten, mit Meersalz, Muskat und Curry kräftig würzen.
3. Mandeln grob raspeln, die Hälfte zusammen mit dem Eigelb unter den Maisbrei mischen.
4. Den Kürbis aushöhlen, das Fruchtfleisch grob raspeln und mit den Zwiebeln, dem Ingwer und der Zitronenschale vermischen.
5. Das Eiweiß mit einer Prise Salz zu sehr steifem Schnee schlagen.
6. Zuerst die Kürbismasse, dann vorsichtig den Eischnee unter den Maisbrei heben.
7. Die Auflaufmasse in eine gefettete Gratinform geben. Die restlichen Mandelraspel darüberstreuen.
8. Das Gratin im Backofen bei 200° C ca. 15–20 Minuten backen.

Nährwert pro Portion
226 kcal
945 kJ
6 g Eiweiß
14 g Fett
18 g Kohlenhydrate
3 g Balaststoffe
66 mg Cholesterin

TIP
Wer das Gratin lieber süß mag, kann Olivenöl, Zwiebeln, Salz, Muskatnuß und Curry weglassen und statt dessen etwas Milchzucker verwenden.

Linsen-Pastete

EINWEICHZEIT: 6–8 STUNDEN
ZUBEREITUNGSZEIT: CA. 20 MINUTEN
ETWA 10 PORTIONEN

30 g Linsen, fein geschrotet
30 g Grünkern, fein geschrotet
150 ml Gemüsebrühe
100 g Lauch
100 g Knollensellerie
1 El Butter
1 Tl Senf (ohne Zucker)
50–100 g Magerquark
1–2 El gehackte Kräuter
Kräutersalz, jodiert
Pfeffer, frisch gemahlen
Muskatnuß, frisch gerieben

1. Den Linsen- und Grünkernschrot in der Gemüsebrühe 6–8 Stunden einweichen.
2. Lauch putzen und in kleine Stücke schneiden, Sellerie putzen und fein raspeln.
3. Den Lauch in Butter gut anschwitzen, Sellerie dazugeben und kurz mitschwitzen lassen.
4. Eingeweichten Linsen- und Grünkernschrot dazugeben, etwa 5 Minuten köcheln und dann bei geschlossenem Deckel ausquellen lassen.
5. Senf, Quark und die Kräuter unterrühren und mit wenig Kräutersalz, Pfeffer und etwas Muskatnuß abschmecken.

Nährwert pro Portion
44 kcal
197 kJ
3 g Eiweiß
1 g Fett
6 g Kohlenhydrate
0,5 g Balaststoffe
2 mg Cholesterin

TIP
Die Pastete hält sich im Kühlschrank etwa eine Woche.

Kokosnußcreme auf Möhrensoße mit gehackter Zitronenmelisse

Zubereitungszeit: ca. 30 Minuten
4 Portionen

30 g Naturreis
250 ml Vollmilch
125 g Kokosnußraspel
Schale von 1 unbehandelten Zitrone
100 ml Schlagsahne
100 g Möhren
100 ml Möhrensaft
50 ml Vollmilch
1 Tl Zitronenmelisseblätter, frisch gehackt
etwas Kakao zum Bestäuben

1. Den Reis sehr fein mahlen.
2. Die Milch mit dem Reismehl zum Kochen bringen. Dabei ständig umrühren.
3. 4/5 der Kokosraspeln unter den Reisbrei heben, und die Masse auf der ausgeschalteten Herdplatte noch nachquellen und abkühlen lassen.
4. Die Zitronenschale reiben und unter den abgekühlten Reis-Kokos-Brei mischen.
5. Die Sahne steif schlagen und unterheben.
6. Die Möhren putzen, zerkleinern und mit dem Möhrensaft und der Milch zusammen pürieren.
7. Die Masse auf 4 Dessertteller geben und mit der Zitronenmelisse bestreuen.
8. Die Kokoscreme darauf verteilen.
9. Die restlichen Kokosraspeln rösten und damit die Creme garnieren.
10. Mit Kakao bestäuben.

Nährwert pro Portion
380 kcal
1584 kJ
7 g Eiweiß
31 g Fett
17 g Kohlenhydrate
9 g Balaststoffe
39 mg Cholesterin

Tip
Wer das Dessert süßer mag, kann etwas Milchzucker zugeben.

Pilze – wie man sich schützen kann

Da Pilze praktisch überall, in der Luft, im Wasser, im Boden, auf Gegenständen und schließlich auch auf der Schleimhaut von Mensch und Tier, vorkommen können, ist es nicht möglich, die Berührung mit ihnen auszuschließen. Dies ist auch gar nicht notwendig, denn ein intaktes Immunsystem verhindert normalerweise, daß aus einem Kontakt mit Pilzen eine Infektion entsteht. Allerdings kann man sogenannte „unspezifische" Maßnahmen ergreifen, um sein Immunsystem zu stärken und damit einen besseren Schutz vor Infektionen, nicht nur gegen Pilze, zu erlangen.

Ernährung

Die Ernährung sollte ausgewogen und vollwertig sein. Die ausschließliche „Körnerkost" ist genauso unsinnig und einseitig wie die Empfehlung, Obst und Gemüse nur roh zu essen oder auf Milch und Milchprodukte gänzlich zu verzichten. Eine Ausnahme gilt natürlich für Patienten mit einem Lactasemangel. Regelmäßige Mahlzeiten und eine ausgeglichene Versorgung mit Eiweißen, Fetten und Kohlenhydraten sowie Mineralstoffen und Vitaminen sind von großer Bedeutung für eine optimale Versorgung des Organismus. Im Sinne vollwertiger Ernährung sollte der Speiseplan reich an Gemüsen, Salaten und Obst sein. Ein Teil des Gemüses sollte roh verzehrt werden, weil dadurch die Vitamine und Nährstoffe am besten erhalten bleiben. Übermäßiges Kochen, Dünsten oder Braten führt zu einem erheblichen Verlust an lebenswichtigen Mineralien und Vitaminen; deshalb sollten die Speisen auf schonende Weise und nicht zu lange gegart werden. Dadurch bleibt das Gemüse „knackig", sieht schöner aus und ist im Geschmack erheblich aromatischer. Der Nährstoffgehalt gekochter Gemüse läßt sich steigern, wenn man sie nach dem Garen mit einem Anteil fein geraffeltem, rohem Gemüse vermischt, den man vor dem Kochen zurückbehalten hat.

Ruhephasen

Der Körper braucht Ruhephasen, um sich regenerieren zu können. Dies ist auch für ein gut funktionierendes Immunsystem sehr wichtig. Gönnen Sie sich daher regelmäßige und ausreichende Zeiten der Entspannung.

Dazu gehört auch eine ausreichende Nachtruhe. Wenn Sie herausgefunden haben, wie lange Sie schlafen müssen, um sich wieder ausgeruht und fit zu fühlen, sollten Sie diese Schlafphasen möglichst regelmäßig einplanen. Zwischen sechseinhalb und acht Stunden liegt das durchschnittliche Schlafbedürfnis. Ausnahmen bestätigen aber auch in diesem Fall die Regel und sind nicht als unnormal einzustufen. Wenn Sie am Wochenende gelegentlich einmal „über die Stränge schlagen“, brauchen Sie sich darüber aber nicht unbedingt Sorgen zu machen. Das Schlafzimmer sollte übrigens ruhig, gut gelüftet und möglichst kühl, aber nicht kalt sein.

Streß und Entspannung

Jeder spricht von Streß – und das nicht nur im Beruf. Gesunder Streß aber gehört zu unserem Leben und muß nicht schädlich sein. Übermäßiger Streß ist hingegen belastend. Die entscheidende Frage lautet aber: Wie geht man mit zuviel Streß richtig um?
Patentrezepte gibt es leider auch hier nicht. Krankenkassen und Volkshochschulen bieten inzwischen eine Reihe von Kursen an, die helfen sollen, Belastungen zu bewältigen, um die Auswirkungen von negativem Streß auf den eigenen Körper zu entschärfen.
Durch autogenes Training, Yoga oder Meditation kann man lernen, sich bewußt und kontrolliert zu entspannen und dadurch Kraft und Energie zu sammeln. Solche Übungen steigern nicht nur die Lebensqualität, sondern können sogar dazu beitragen, das eigene Immunsystem zu stärken. Wer viel unbewältigten, negativen Streß mit sich herumschleppt, wird auch leichter krank!

Sport

Regelmäßige sportliche Betätigung ist ebenfalls ein wichtiges Training für das Immunsystem. Zwar sinkt unmittelbar nach einem anstrengenden Lauf oder einer schweißtreibenden Fahrradtour kurzzeitig unsere Abwehrleistung ab, doch ist auf Dauer und bei regelmäßigen Aktivitäten ohne körperliche Überforderung eine Verbesserung der Schutzfunktionen zu beobachten. Wir fühlen uns besser, bauen auch auf diesem Wege negativen Streß ab, unterstützen unser Herz-Kreislauf-System und

„lüften“ unsere Lungen und Bronchien richtig durch.
Aber Vorsicht: Wer erstmals mit Sport beginnen möchte, sollte sich vorher von einem Arzt untersuchen lassen. Sprechen Sie mit Ihrem Arzt über Ihr Vorhaben. Der Arzt kann Ihnen Hinweise zu geeigneten Sportarten und auch zum Umfang des Trainingsprogramms geben.

Abhärtung

Sie müssen zur Abhärtung keine übertriebenen Maßnahmen ergreifen, die Sie vor Kälte zittern lassen, aber ein bißchen weniger wohlige Wärme durch moderne Heizungsanlagen kann vor allem im Winter guttun. Sorgen Sie für eine Temperatur von etwa 20° C in Ihrer Wohnung, damit bei Kälte draußen der Temperaturunterschied nicht zu groß wird.
Setzen Sie sich kurzzeitig kälteren Temperaturen ganz bewußt aus, um Ihren Körper Schritt für Schritt an den Winter zu gewöhnen. Wer sich nur im Haus aufhält oder dick vermummt durch die Kälte läuft, gibt seinem Organismus nicht die Chance, den Winter zu spüren und das Immunsystem darauf einzustellen. Hilfreich sind auch der regelmäßige Gang in die Sauna und ein kurzes, kaltes Abbrausen nach der morgendlichen Dusche.

Raumklima

Sorgen Sie im Winter für eine ausreichende Luftfeuchtigkeit in Ihrer Wohnung, um ein Austrocknen der Atemwege zu verhindern. Zwar werden Ihre Atemwege normalerweise nicht von Pilzen bedroht, dafür aber von Viren und Bakterien – und auch vor diesen sollte man sich möglichst schützen.
Zwar können Zimmerpflanzen das Raumklima entscheidend verbessern, doch in großen Räumen ist dieser Effekt viel zu gering. Zudem ist Blumenerde ein idealer Nährboden für Schimmelpilze, die für stark abwehrgeschwächte Patienten mit den entsprechenden Vorerkrankungen eine Gefahr darstellen können. Besser sind daher moderne Luftanfeuchter, die es im Elektrohandel zu kaufen gibt. Allerdings arbeiten sie nur befriedigend, wenn sie regelmäßig und sorgfältig gewartet werden. Bei schlechter Pflege können Luftbefeuchter eine Infektionsquelle für Pilze sein.

Biotonne in der Wohnung

Für gesunde Personen stellt eine in der Wohnung befindliche Biotonne kein Problem dar, wenn sie regelmäßig (alle zwei Tage) geleert wird. Wenn Sie jedoch unter Immunschwächen oder auch Allergien leiden, sieht die Sache anders aus. Da sich in den Biotonnen mit Vorliebe Pilze ansiedeln, die jede Menge Sporen bilden können, sollten Risikopatienten ihre Biotonne aus dem Haus nach draußen verbannen und darauf achten, daß sie beim Öffnen des Deckels nicht mit dem „Luftschwall" aus einer solchen Tonne und damit aufgewirbelten Pilzsporen in Kontakt kommen. Auch auf dem Kompost im Garten finden sich Pilze. Auch hier ist also Vorsicht geboten.

Register

Diät / Diabetiker

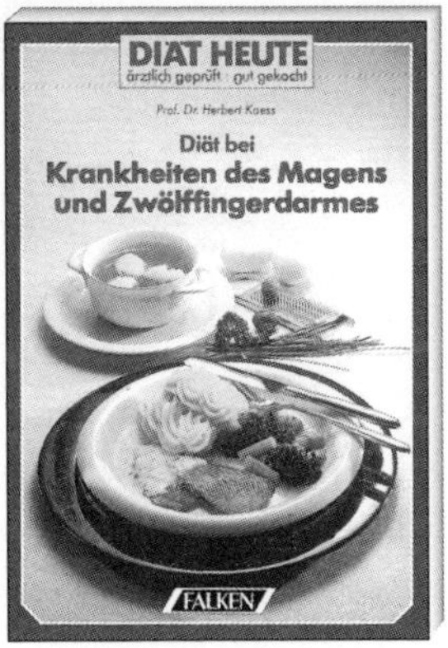

DIÄT HEUTE
Diät bei Krankheiten des Magens und des Zwölffingerdarms
Von H. Kaess, B. Zöllner – 96 S., kart., 35 Farbfotos.
ISBN: 3-8068-**3201**-3
Preis: DM 16,90; öS 125,–; sFr. 16.90

Mit sachkundigen Informationen zu den häufigsten Magen- und Zwölffingerdarmerkrankungen und umfassenden Erläuterungen der Diätprinzipien. Abwechslungsreicher Rezeptteil mit Berechnungstabellen für die wichtigsten Inhaltsstoffe.

Weitere Titel aus dieser Reihe:

3202-1 Diät bei Herzkrankheiten und Bluthochdruck
3203-X Diät bei Erkrankungen der Nieren, Harnwege und bei Dialysebehandlung
3205-6 Diät bei Gicht und Harnsäuresteinen
3206-4 Diät bei Zuckerkrankheit
3207-2 Diät bei Krankheiten der Gallenblase, Leber und Bauchspeicheldrüse

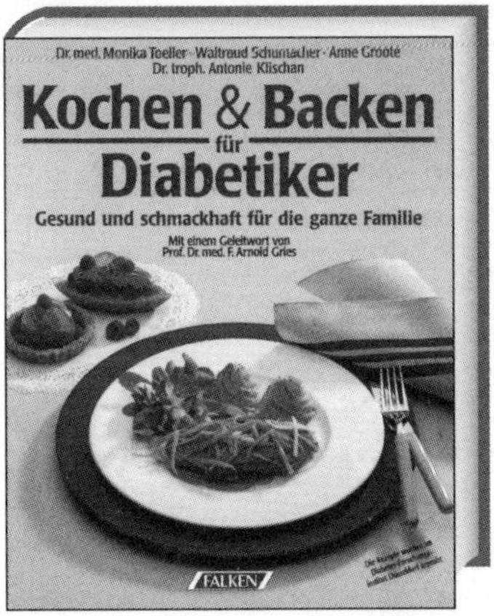

Kochen und Backen für Diabetiker
Von M. Toeller, W. Schuhmacher, A. Groote, A. Klischan – 176 S., geb., 184 Farbfotos.
ISBN: 3-8068-**4467**-4
Preis: DM 39,90; öS 295,–; sFr. 39.90

Über 230 schmackhafte Rezepte nicht nur für die Betroffenen, sondern für die ganze Familie.

Gerichte für Diabetiker
Von M. Oehlrich – ca. 128 S., kart., erscheint November 1995.
ISBN: 3-635-**60033**-4
Preis: ca. **DM 14,90;** öS 110,–; sFr. 14.90

Attraktive Rezepte für leckere Gerichte zeigen: Diät muß nicht fade sein.

Backen ohne Zucker
Von H. Erkelenz – ca. 128 S., kart., erscheint April 1996.
ISBN: 3-635-**60098**-9
Preis: ca. **DM 12,90;** öS 95,–; sFr. 12.90

Alles über alternative Süßungsmittel und den Umgang mit Fruchtzucker.

Kochen und Backen bei Nahrungsmittel-Allergien
Von C. Thiel, A. Ilies – 128 S., geb., 90 Farbfotos.
ISBN: 3-8068-**4745**-2
Preis: DM 39,90; öS 295,–; sFr. 39.90

So vermeidet man allergische Reaktionen durch Verwendung unbedenklicher Zutaten.

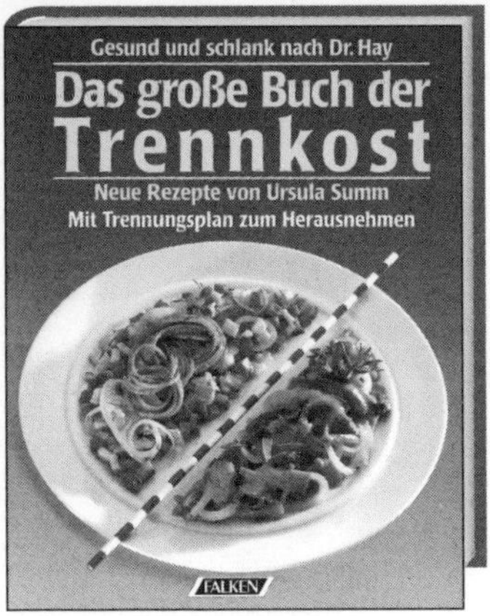

Gesund und schlank nach Dr. Hay
Das große Buch der Trennkost
Neue Rezepte von Ursula Summ

Von U. Summ –
128 S., geb., 116 Farbfotos.

ISBN: 3-8068-**4498**-4

Preis: DM 29,90; öS 220,–; sFr. 29.90

Jetzt kann man unbesorgt genießen, was auf den Tisch kommt, denn dieses Buch präsentiert jede Menge ausgewogene und gesunde Rezepte, für jeden Geschmack das richtige.

Gesund leben nach Dr. Hay
Schlank durch Trennkost
Neue Rezepte von Ursula Summ

Von U. Summ –
96 S., kart., 52 Farbfotos.

ISBN: 3-8068-**4475**-5

Preis: DM 19,90; öS 148; sFr. 19.90

Im Mittelpunkt dieses Buches steht die cholesterinarme Trennkost. Mit einer Übersicht über kohlehydrat- und eiweißreiche und mit beiden kombinierbare neutrale Lebensmittel.

Einfach gut
Das kleine 1 x 1 der Trennkost

Von S. Carlsson – 64 S., kart.,
58 Fotos, durchgehend vierfarbig.

ISBN: 3-8068-**1428**-7

Preis: DM 9,90; öS 73,–; sFr. 9.90

Alles über das abwechselungsreiche, kalorienarme und vollwertige Ernährungskonzept.

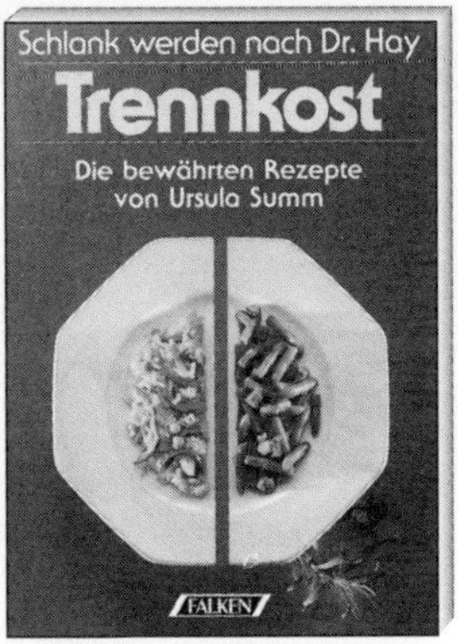

Schlankwerden nach Dr. Hay
Trennkost
Die bewährten Rezepte
von Ursula Summ

Von U. Summ –
96 S., kart., 54 Farbfotos.

ISBN: 3-8068-**4298**-1

Preis: DM 19,90; öS 148,–; sFr. 19.90

Viele schmackhafte Vollwertrezepte zeigen, daß es sich hier keineswegs um eine Schlankheitskur für Übergewichtige, sondern um eine vielseitige und reichhaltige Ernährung für die ganze Familie handelt.

Alles über die Haysche Trennkost
Wie sie funktioniert
Was sie bewirkt
Wie ich sie durchführe
Mit 60 Erfolgsrezepten

Von Th. M. Heintze –
112 S., geb., 146 Farbfotos.

ISBN: 3-8068-**4771**-1

Preis: DM 29,90; öS 220.–; sFr. 29,90

Viele essen und leben nach den Richtlinien der Trennkost. Doch über ihre Entstehungsgeschichte und über die Wirkung dieser Ernährung auf uns und unseren Körper ist den meisten wenig bekannt. Dieses Buch gibt auf alle Fragen umfassende Antworten. Über 60 Rezepte und ein ausführlicher Trennungsplan runden die Informationen ab.

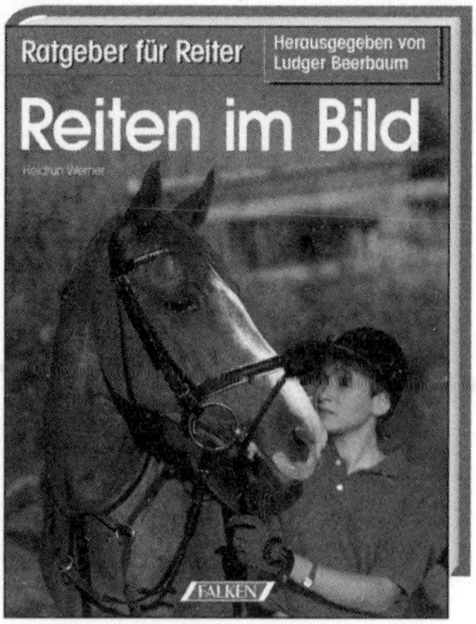

Ratgeber für Reiter
Reiten im Bild
Von H. Werner – 128 S., geb.,
142 Farbfotos, 104 Farbzeichnungen.
ISBN: 3-8068-**4847**-5
Preis: DM 29,90; öS 220,–; sFr. 29.90

Umfassend: die Grundausbildung des Reiters in Springen, Dressur und Geländeritt. Anschaulich: Über 240 Abbildungen zeigen, wie es gemacht wird.

Weitere Titel:
4792-4 Reiten im Geände
4797-5 Ich will reiten lernen
1556-9 Fit im Sattel
4716-9 Reiten auf Gangpferden
2322-7 Reiten

Golf
Neue Wege zum erfolgreichen Spiel
Von O. Heuler – 144 S., geb.,
246 Farbabbildungen.
ISBN: 3-8068-**4509**-3
Preis: DM 59,90; öS 440,–; sFr. 59.90

Dem Anfänger werden Elementarkenntnisse zu Technik und Taktik des Golfspiels vermittelt, der Fortgeschrittene erhält Ratschläge zur Weiterentwicklung und Festigung seines Spiels. Fotoserien vom Golfplatz helfen beim Erlernen der richtigen Spieltechnik.

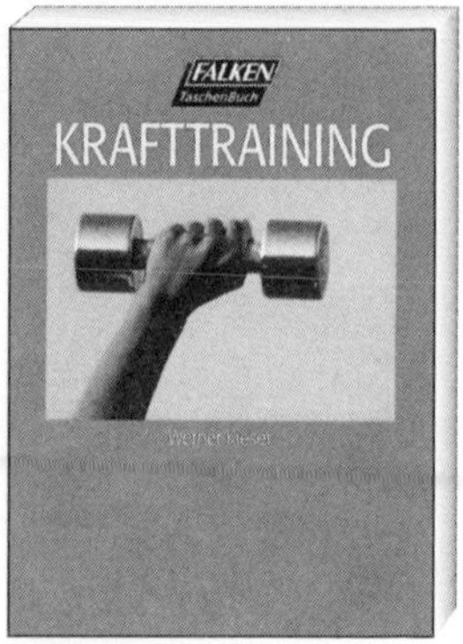

Krafttraining
Von W. Kieser –
104 S. kart., mit Illustrationen
ISBN: 3-635-**60011**-3
Preis: DM 12,90; öS 95,–; sFr. 12.90

Die praxisnahen Trainingspläne ermöglichen ein problemloses Anpassen der einzelnen Übungen an individuelle Bedürfnisse.

Gesund und fit durch Gymnastik
Hrsg. U. Birkner – 88 S., kart.
ISBN: 3-8068-**1547**-X
Preis: DM 12,90; öS 95,–; sFr. 12.90

Das Buch enthält Gymnastikprogramme für Frauen, die fit, gesund und aktiv sein möchten. Sie finden über 100 präzise erläuterte und durch Fotos veranschaulichte Übungen, die nach Körperzonen geordnet sind.

Streetball
Technik, Taktik, Spiel
Von J. Benzler, T. Paganetti – 80 S., kart., 44 Fotos, 39 Farbzeichnungen, durchgehend vierfarbig.
ISBN: 3-8068-**1465**-1
Preis: DM 19,90; öS 148,–; sFr. 19.90

Streetball ist in! Die vereinfachte Variante des Basketballspiels erfreut sich unter Jugendlichen größter Beliebtheit. Kampagnen der Sportartikelindustrie und öffentlich ausgetragene Wettkämpfe sorgen für Aufsehen.